L'EXPRESSION DU FŒTUS

PAR

LA PAROI ABDOMINALE

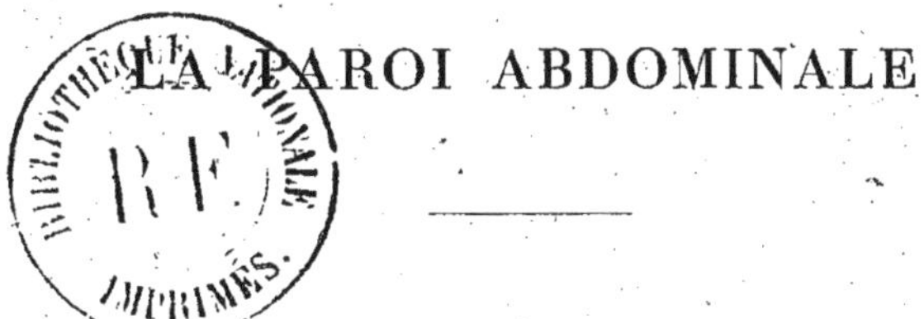

ÉTUDE CLINIQUE ET EXPÉRIMENTALE

PAR

Le Dr Gustave KEIM

ANCIEN INTERNE DES HOPITAUX DE PARIS
ET DES MATERNITÉS DE L'HOTEL-DIEU, SAINT-ANTOINE ET LARIBOISIÈRE
MEMBRE DE LA SOCIÉTÉ ANATOMIQUE

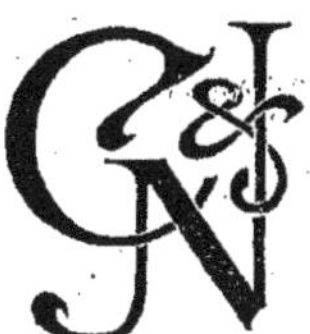

PARIS

GEORGES CARRÉ ET C. NAUD, ÉDITEURS

3, RUE RACINE, 3

—

1900

L'EXPRESSION DU FŒTUS

PAR

LA PAROI ABDOMINALE

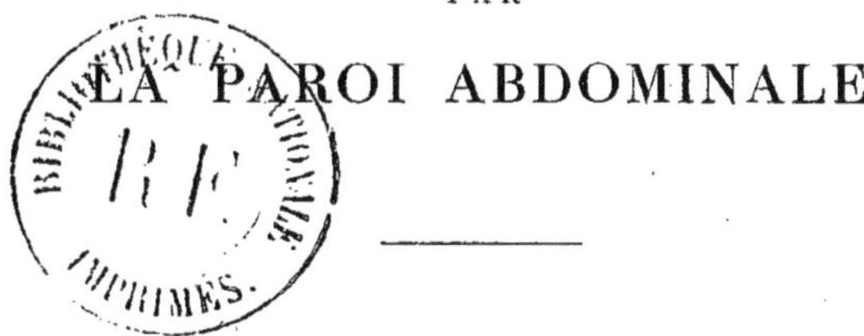

ÉTUDE CLINIQUE ET EXPÉRIMENTALE

PAR

Le Dr Gustave KEIM

ANCIEN INTERNE DES HOPITAUX DE PARIS
ET DES MATERNITÉS DE L'HOTEL-DIEU, SAINT-ANTOINE ET LARIBOISIÈRE
MEMBRE DE LA SOCIÉTÉ ANATOMIQUE

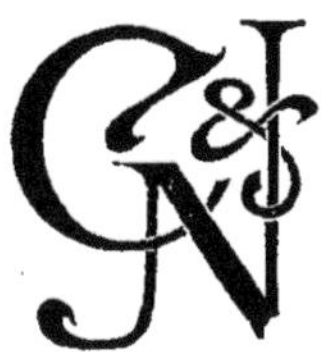

PARIS

GEORGES CARRÉ ET C. NAUD, ÉDITEURS

3, RUE RACINE, 3

1900

A MES CHERS PARENTS

Témoignage de ma profonde affection.

A LA MÉMOIRE DE V. HANOT

Nous sommes heureux de la circonstance solennelle qui nous permet d'adresser l'expression de notre vive gratitude et de notre respectueuse affection à nos Maîtres qui nous ont prodigué leurs leçons, nous ont guidé de leurs conseils et nous ont donné si souvent des témoignages de leur grande bienveillance et de leur précieuse sympathie.

M. LETULLE
PROFESSEUR AGRÉGÉ
MÉDECIN DE L'HOPITAL BOUCICAUT

(Externat, 1894.)

M. LE PROFESSEUR FOURNIER
MEMBRE DE L'ACADÉMIE DE MÉDECINE

(Internat provisoire, 1895.)

M. BOISSARD
ACCOUCHEUR DES HOPITAUX

(Internat provisoire, 1895.)

M. POLAILLON
AGRÉGÉ, CHIRURGIEN DE L'HOTEL-DIEU
MEMBRE DE L'ACADÉMIE DE MÉDECINE

(Internat, 1896.)

M. NETTER
PROFESSEUR AGRÉGÉ
MÉDECIN DE L'HOPITAL TROUSSEAU

(Internat, 1897.)

M. Paul BAR
PROFESSEUR AGRÉGÉ
ACCOUCHEUR DE L'HOPITAL SAINT-ANTOINE

(Internat, 1898.)

M. L. TISSIER
ACCOUCHEUR DES HOPITAUX

M. BONNAIRE
PROFESSEUR AGRÉGÉ
ACCOUCHEUR DE L'HOPITAL LARIBOISIÈRE

(Internat, 1899.)

M. DEMELIN
ACCOUCHEUR DES HOPITAUX

Nous prions

M. LE PROFESSEUR BUDIN
MEMBRE DE L'ACADÉMIE DE MÉDECINE

de vouloir bien agréer nos respectueux remerciements pour l'honneur qu'il nous fait en présidant cette thèse, après nous avoir déjà fait celui de nous réserver une place d'interne dans son service de la Maternité. G. K.

DU MÊME AUTEUR

Lésions broncho-pulmonaires chroniques; érythème polymorphe ; ostéo-arthropathies déformantes des doigts. (En collaboration avec M. le Dr Gastou.) *Société de dermatologie et de syphiligraphie*, 9 janvier 1896.

Obésité ; lésions cardiaques; accidents trophiques. (En collaboration avec M. le Dr Gastou.) *Société de dermatologie et de syphiligraphie*, 9 janvier 1896.

Sarcome ossifiant du pouce. *Bulletin de la Société anat.*, mai 1896.

Lipome sous-deltoïdien. *Bulletin de la Société anat.*, mai 1896.

Tabes et syphilis héréditaire. Obs. in Gilles de la Tourette. De la syphilis de la moelle épinière. *Nouv. Iconographie de la Salpétrière*, mai 1896.

Abcès du cerveau par plaie par arme à feu. Latence des symptômes. (En collaboration avec M. Dartigues.) *Bulletin de la Société anat.*, 9 octobre 1896.

Kystes des ligaments larges. Examens histologiques, in *Thèse* de Raimondi, 1896.

Angine de Ludwig. (En collaboration avec M. Ombrédanne.) *Bulletin de la Soc. anat.*, 15 janvier 1897.

Fractures spontanées symétriques des fémurs par ostéo-sarcome. (En collaboration avec M. Dartigues.) *Bulletin de la Société anat.*, 22 janvier 1897.

Communication interventriculaire congénitale sans cyanose. Septicémie sanguine. *Bulletin de la Société anat.*, juillet 1897.

Hernie diaphragmatique congénitale avec issue d'une partie de l'estomac et de l'intestin dans la plèvre gauche chez une primipare ; dyspnée, hématémèse, mort. (En collaboration avec MM. Rosenthal et Huguier.) *Bulletin de la Société d'obstétrique de Paris*, mai 1898.

Sur un bassin spondylolisthésique. (En collaboration avec M. le Dr Paul Bar.) *Bulletin de la Société d'obstétrique de Paris*, mai 1898.

Hydrocéphalie congénitale d'origine hérédo-syphilitique. Observ. in *Thèse* Edm. Fournier, 1898.

De la lactose comme accélérateur physiologique du travail de l'accouchement. *C. R. de la Société de biol.*, 8 octobre 1898.

Idem, in *Presse médicale* (Médecine pratique), 9 octobre 1898, p. 285.

Recherches sur la glycosurie de la grossesse et de la puerpéralité. *Bulletin de la Société d'obstétrique de Paris*, 11 novembre 1898.

Rupture de la symphyse pubienne au cours d'une application de forceps; déchirure du vagin avec hémorragie; tamponnement avec la gaze imbibée de gélatine. (En collaboration avec M. le Dr Paul Bar.) *Bulletin de la Société d'obstétrique de Paris*, 11 novembre 1898.

Accouchement rapide avec chute de l'enfant et rupture du cordon ; mort de l'enfant par rupture de la capsule de Glisson et hémorragie profuse dans le péritoine. (En collaboration avec M. le Dr Paul Bar.) *Bulletin de la Société d'obstétrique de Paris*, 11 novembre 1898.

Présentation de l'épaule, version par manœuvres externes ; tentatives de version par manœuvres internes. Rétraction de l'anneau du Bandl. Basiotripsie, in *Thèse* de Chéron, 1899.

Gémellité et malformations en rapport avec l'hérédo-tuberculose. *Bulletin de la Société d'obstétrique de Paris*, juillet 1899.

Observations in *Thèses* Jouannet et Jeannerat. Paris, 1899.

De l'expression du fœtus par la paroi abdominale. *Presse médicale*, 13 janvier 1900.

De l'infection canaliculaire de la parotide et recherches sur la bactériologie de la bouche chez le nouveau-né. (En collaboration avec M. le Dr E. Bonnaire), pour paraître dans la *Presse médicale*.

INTRODUCTION

« Il nous est souvent venu à l'idée, dit von Ritgen, dans un article de la *Monatsschrift für Geburtskunde*(1), paru en 1866, que l'expulsion spontanée du fœtus se fait par le principe de la pression, tandis que dans l'accouchement artificiel, on n'applique guère que celui de la traction. Dans l'ordre de la nature, les parties moyennes et inférieures de la matrice et du vagin compriment circulairement le fœtus, diminuent son volume et maintiennent durant tout ce temps son axe confondu avec le leur. Puis la partie supérieure de l'utérus se resserre sur la masse totale de l'enfant pour le pousser au-dehors de haut en bas. On ne voit pas alors le menton cesser d'être fléchi sur la poitrine, ni les bras d'être appliqués sur les côtés pour se relever sur la tête ; les genoux sont collés au ventre et les talons aux fesses ; le cordon reste dans l'interstice des membres et en tout cas dans le voisinage du cou et du tronc. Le placenta sort de l'utérus par une vraie expression, poussé comme le fœtus de haut en bas dans le vagin ; une fois là, c'est encore par expulsion qu'il doit en sortir. L'enfant, qui pendant toute la durée de la grossesse n'a cessé d'être comprimé, subit sa dernière compression lors de la naissance et il la supporte.

---

(1) Von Ritgen. *Monatsschrift für Geburtskunde*, 1866, vol. VIII, p. 234.

« Que fait par contre l'homme de l'art? Il tire avec la main, avec un lacs, avec crochet et forceps sur un pied, sur un genou, sur les cuisses, les fesses, le tronc, enfin sur la tête, ou en sens inverse. Il développe sans pitié l'ovoïde fœtal ; ses membres dissociés se dressent tantôt de côté, tantôt en haut, et l'accoucheur a hâte de les saisir à ce moment et de tirer sur eux derechef, sans songer que l'enfant supporte péniblement ce manège. Il tire ensuite sur le cordon, sur le délivre, sur les débris du placenta, il tire aussi sur les membranes et parfois sur les débris d'enfant. Tractions, toujours des tractions, et pourquoi donc dans le nombre jamais de pressions ».

Nous avons été trop convaincu de la justesse de ces mots par ce que nous avons pu observer pendant notre internat, pour ne pas suivre avec empressement le conseil de notre maître, M. Bonnaire, d'essayer de les confirmer par des faits cliniques et des recherches expérimentales. En même temps, nous avions l'espoir de répandre ces idées parmi les accoucheurs français, de les initier ou de leur rappeler des manœuvres que nos classiques mentionnent à peine, et qui sont connues à l'étranger, en Allemagne et en Angleterre surtout, au même titre que les autres modes d'intervention en obstétrique.

Durant cette année, où nous avons eu l'heureuse fortune d'être son interne, M. Bonnaire a appliqué souvent au fœtus, et dans les cas les plus variés, la méthode d'expression ; nous-même l'avons employée avec succès sous sa direction. Nous nous croyons donc autorisé à tenter une esquisse de ce chapitre de pratique obstétricale.

Dans un article paru au mois de janvier de cette année dans la *Presse médicale* (1) nous avions déjà indiqué certains points de ce travail. Depuis lors nous avons réuni de nouvelles observations et nous avons achevé nos recherches expérimentales.

______

(1) G. Keim. De l'expression du fœtus. *Presse méd.*, 13 janvier 1900, p. 25.

Dans une étude d'ensemble, il faudrait décrire l'expression utérine dans l'avortement complet ou incomplet, dans l'accouchement prématuré ou à terme, dans la délivrance. Nous avions été tenté de le faire, de montrer comment l'expression utérine, qui n'est que le complément, le renforcement de l'élément physiologique, de la contraction musculaire qui termine la grossesse par l'expulsion de l'œuf et de son contenu, pouvait comme celle-ci expulser l'œuf en bloc ou en plusieurs temps, dans les premiers mois de la grossesse, et à terme, agir d'abord sur le fœtus, puis sur le délivre. C'était là une œuvre longue, plutôt de compilation que d'originalité. Nous avons cru préférable de nous localiser et de traiter exclusivement la partie la moins connue de l'expression utérine, celle qui s'applique au fœtus.

Depuis un an, nous avons recueilli un grand nombre d'observations, sans forcer l'indication de l'expression. Nous n'avons retenu que les plus démonstratives. L'expérimentation n'a été que le complément de la clinique.

Nous serons amplement récompensé de notre peine, si, par ce travail nous avons pu donner la preuve, que l'expression du fœtus est sans danger pour lui et pour sa mère ; qu'elle est une opération facile, non brutale, quand on la pratique avec mesure et suivant les indications, qu'elle est enfin à la portée de tous, de la sage-femme à qui est interdite l'intervention instrumentale, aussi bien que du praticien peu habitué aux hardiesses opératoires.

Un grand nombre des idées exprimées dans ce travail ont été tirées de l'enseignement de notre cher maître, M. Bonnaire, au cours de notre dernière année d'internat. Nous le prions d'agréer nos remercîments pour ses nombreux conseils et la bienveillance extrême qu'il nous a toujours témoignée.

L'application de l'expression au fœtus est, au point de vue scientifique, toute récente, aussi les travaux qui s'y rapportent sont-ils peu nombreux. La plupart sont d'origine étrangère ; presque tous viennent, en effet, des cliniques obstétricales allemandes où la méthode fut employée pour la première fois.

Mais outre cette littérature officielle pour ainsi dire, basée sur des observations suivies et prises scientifiquement, il existe des documents qui prouvent que l'expression du fœtus a été et est encore souvent faite chez les peuples primitifs ou peu civilisés, et si les auteurs classiques anciens la mentionnent à peine, nous savons par les récits des historiens qu'elle est depuis fort longtemps appliquée de façon diverse dans beaucoup de pays. C'est parce que nous trouvons là une preuve de l'action physiologique de l'expression, action qui s'ajoute à celle de la nature et l'augmente, et a pu, par cela même, venir à l'esprit des peuples primitifs, qu'il nous a paru intéressant de parcourir rapidement leur histoire obstétricale.

En Grèce, au début du siècle, Sonnini (1) raconte que la sage-femme fort âgée arrive accompagnée d'une aide. Elle portait une espèce de trépied construit ainsi : deux pièces arrondies et un peu convexes en dehors s'unissent à angle aigu et supportent à leur jonction un morceau plat et propre à s'asseoir ; le

____

(1) Voyage en Grèce et en Turquie, 1801.

tout est enveloppé et fort négligemment garni de vieux linges et supporté par trois pieds fort bas et aussi grosssièrement travaillé que le reste... La nature commence à agir, les douleurs se multiplient; on force la femme à se promener sans cesse dans la chambre; lorsque les douleurs arrivaient, on la faisait pencher et se coucher au-devant de son lit, et la sage-femme placée derrière elle, lui pressait les flancs de ses deux mains; alors la promenade recommençait. Enfin le moment critique arrive. On fait placer la jeune personne sur le trépied. La sage-femme se met devant et un peu plus bas et l'aide s'assied derrière sur un siège plus élevé, et l'étreint de ses bras par le milieu du corps... L'enfant ne tarda pas à paraître et aussitôt qu'il fut séparé de l'arrière-faix, l'aide, d'un bras vigoureux, souleva l'accouchée à plusieurs reprises et perpendiculairement au-dessus du trépied, sur lequel elle la laissa retomber avec beaucoup de rudesse. Ce procédé violent, d'un usage général, est un moyen que les femmes grecques jugent indispensable pour compléter l'accouchement.

Chez les peuples arabes, les frictions et le massage sont appliqués aux accouchements, pour activer l'énergie des contractions et faire sortir par pression le fruit de la conception. Le moment pénible pour la femme arabe est celui de l'expulsion du fœtus. « Les matrones, dit le Dr E. Bertherand, ne voyant dans le produit de la conception qu'une masse inerte qui tarde toujours à quitter la cavité utérine, suspendent la femme par les bras à l'un des bâtons de la tente, et leur étreignent la taille avec des haïks, de manière à forcer le fœtus, quelle que soit sa position à s'engager dans le détroit périnéal. »

« D'autres massent le ventre de haut en bas pour solliciter les contractions et la prompte sortie de l'enfant. Ici on place une planche ou un large plateau en bois (pour faire le couscous) sur la région ombilicale de la mère, et des femmes montent dessus afin d'exercer une pression suffisante pour déterminer l'expulsion ».

Les Kabyles ont une pratique un peu moins violente. Les matrones ont un moyen spécial pour accélérer le travail, elles pressent de la tête [le ventre de la patiente et lui serrent fortement la taille avec les mains (1).

Chez les nègres du Sénégal une personne s'assied sur la ventre de la parturiente.

Au Loango au contraire, dans les couches laborieuses, la patiente s'étend sur le ventre et une femme monte sur son dos qu'elle piétine avec force.

Ces mêmes mœurs existent dans la tribu de Longo. D'après Felkin (2), quand le travail est laborieux ou qu'il y a rétention du placenta, on place la parturiente sur le ventre, puis on la retourne sur le dos ; on la presse, on la pétrit de tous côtés jusqu'à l'expulsion du fœtus.

Chez d'autres peuplades sauvages de l'Afrique, on emploie un moyen moins barbare, très analogue à celui que conseillent certains accoucheurs européens. Sur le Nil Blanc à Kerrie, nous dit Felkin, une femme restée longtemps en travail était assistée par un accoucheur de l'endroit. Deux pieux sont fixés en terre vis-à-vis l'entrée de la hutte ; la femme assise sur une chaudière renversée, les pieds fortement appuyés sur les pieux, se cramponne aux poteaux de la porte d'entrée ; tandis que l'opérateur, étendu derrière elle à une certaine distance, arc-boutant ses pieds sur les os du bassin de la patiente, exerce une traction intermittente sur une bande qui s'enroule autour de son abdomen. En face est une amie qui reçoit l'enfant.

Les manœuvres d'expression sont également communes chez les peuplades d'Asie et d'Amérique.

Chez les Kalmouks ou Mongols occidentaux, les femmes s'accroupissent sur les talons pendant la période d'expulsion, au

---

(1) Leclerc. Une mission médicale en Kabylie. Paris, 1846.
(2) Felkin. *Edimb. med. Journal*, avril 1884.

milieu de la tente, en se soutenant des mains à une perche verticale. Pendant ce temps une aide, placée derrière, leur masse fortement le ventre. Cette femme, d'après R. Krebel (1), est souvent remplacée par un vigoureux jeune homme, que le mari nourrit gratuitement et héberge dans sa tente, pendant le temps nécessaire, en échange du service qu'il est appelé à rendre. Dès le début des douleurs, il s'assied à terre, prend la femme sur ses genoux, lui presse et lui frotte l'abdomen de haut en bas.

Meyerson (2) affirme que chez les Kalmouks des environs d'Astrakan, dès que les forces de la femme qui accouche commencent à faiblir, on l'assied entre deux caisses ; un homme robuste se met derrière elle et lui comprime le ventre à force de bras. Chez les femmes tartares on presse et pétrit le ventre de haut en bas ; d'autres mettent même des poids considérables sur la région de l'ombilic.

En Chine, d'après Hureau de Villeneuve (3), pour diminuer les douleurs, on fait un massage léger du ventre, et de la région lombaire. La sage-femme agit très méthodiquement ; il faut que les manipulations se fassent *dans le moment des contractions* et que les frictions ne se bornent pas seulement à l'abdomen, mais encore qu'elles se fassent sur le périnée, aux aines, aux hypocondres et dans la région diaphragmatique. Les souffrances seraient ainsi considérablement amoindries.

A ces frictions s'ajoutent chez les Japonais des pressions. Ils nomment ambouk, un pétrissage dans le but d'expulser l'enfant méthodiquement. Ils l'appellent encore seitac, c'est-à-dire version, parce qu'ils prétendent par leurs manœuvres externes redresser l'enfant mal placé. Le voyageur Von Siebold (4) qui

---

(1) R. Krebel. Volksmedecin, und Volksmittel verschiedener Völkerstamme Russlands, 1858, p. 19 et 55.
(2) Meyerson. *Medic. Zeitung Russlands*, 1860, p. 190.
(3) Hureau de Villeneuve. De l'accouchement dans la race jaune. *Thèse*, Paris, 1863.
(4) F. von Siebold, dans El von Siebold's. *Journal für Geburtshülfe*. Franc-

a étudié au Japon même, cette question d'accouchement, affirme avoir vu des positions s'améliorer de cette manière : il dit qu'en tous cas, des forces nouvelles se développent et que la parturition en est améliorée.

Au Siam et en Annam, les coutumes obstétricales sont moins douces. Les Siamoises se couchent sur le dos pour accoucher, et deux aides opèrent un massage méthodique de l'abdomen. Le Dr Mondière (1) raconte que si la délivrance tarde trop, l'une des aides, soutenue par l'autre, monte sur le ventre de la femme et la piétine énergiquement. Si ce moyen échoue, on suspend la patiente, à l'aide d'une corde passée sous les bras, et un assistant, quelquefois deux, entourent la taille de la malheureuse et pèsent sur elle de tout leur poids, jusqu'à ce que l'enfant sorte ou la mort s'ensuive. Au Siam, comme l'écrivait au xviie siècle, Paumert, médecin du roi de Siam, le massage du corps n'était pas seulement en usage dans les différentes maladies, mais encore dans tous les accouchements difficiles (2).

Ces pressions brutales sont également communes aux Philippines par exemple, où les sages-femmes placent des pierres et des briques chaudes sur le ventre de la patiente et pressent de toutes leurs forces *au moment des douleurs*. Cette besogne est quelquefois confiée à un homme, le teneador, qui se place du côté de la tête de la femme et exerce de vigoureuses pressions sur le fond de l'utérus de haut en bas.

Aux Philippines il existe encore des tribus, telles que celles des Negritas et des Montescas, chez qui la femme en travail se sert d'un tronc de bambou sur lequel elle comprime fortement l'abdomen.

---

fort, 1826, Bd. VI, 3, p. 678. Voir SUCHARD. De l'expression utérine appliquée au fœtus. *Thèse*, Paris, 1872.

(1) MONDIÈRE. *Mém. de la Société d'anthropologie*. Paris, 1882, 2e série, t. II, p. 477.

(2) DE LA LOYBÈRE in FRIEDEL. *Beitrag zur kenntniss des klimas und krankheiten Ostasiens*. Berlin, 1863, p. 152.

En Nouvelle-Calédonie, les canaques sont soumises à des pressions énergiques et prolongées, mêmes des coups de poing (1).

Dans l'archipel de Taïti, les indigènes sont assises sur une natte, le dos contre la poitrine du mari qui entoure de ses bras la partie supérieure de l'abdomen, et exerce sur cette région de violentes pressions au moment de chaque douleur.

Les méthodes compressives sont très répandues en Amérique, dans les divers pays.

Au Mexique, dans les régions du Nord, la femme s'agenouille sur une peau de mouton, et se cramponne pendant les douleurs à une corde amarrée au plafond ou à une poutre. Elle est assistée de deux aides ; une qui dilate la vulve et frictionne l'abdomen, l'autre placée en arrière, dont l'office est d'étreindre la partie supérieure du tronc et d'imprimer de violentes secousses pour activer l'accouchement. Quelquefois, elle maintient autour de la taille nue de la patiente une corde ou un drap roulé, qu'elle fait descendre, à mesure que l'utérus diminue de volume.

Les femmes des Apaches se mettent à genoux pour accoucher, et, si le travail devient laborieux, on passe sur une forte branche d'un arbre voisin une corde nouée sous les bras de la patiente; plusieurs femmes tirent sur l'extrémité libre, pendant que deux autres aides se suspendent de tout leur poids à la taille de la malheureuse.

Les femmes des Kootenais s'agenouillent, la tête reposant sur le sol, les mains cramponnées à un piquet fiché en terre, tandis qu'une aide leur presse fortement le ventre à chaque douleur. Les Kootenais malaxent encore l'abdomen pendant la délivrance jusqu'à l'expulsion du placenta; s'ils ne réussissent

-----

(1) Von Rochas. Das Aussland, 1862, p. 1092.

pas ils introduisent leur main dans le vagin et retirent le placenta (1).

La Feuégienne également accouche agenouillée, ou bien, d'après Verrier, elle se renverse sur une autre femme qui l'enlace de ses bras et exerce de fortes pressions de haut en bas pour favoriser l'expulsion de l'enfant.

A Monterey (2), en Californie, la patiente s'assied sur une chaise, se pend par les mains à une corde fixée au plafond et deux personnes tirent *à chaque douleur* sur les extrémités d'une large ceinture qui entoure la taille. Les tractions doivent persister entre les douleurs, pour empêcher le fœtus de remonter.

Aux Bermudes la femme en travail court absolument nue autour de la chambre, pendant que les assistants la fustigent avec des baguettes; elle ne s'arrête que, lorsque épuisée de fatigue, elle tombe sur le sol; alors la sage-femme lui pétrit le ventre avec les mains et les pieds, et s'assied dessus pour faire sortir l'enfant de vive force.

Cet essai de description ethnographique de la période du travail de l'accouchement, pourrait être complété par celle de l'expression dans la délivrance. Nous renvoyons pour cette dernière, qui n'entre pas dans notre sujet, à l'excellente thèse de M. Ribemont-Dessaignes (3).

Nous croyons seulement utile de rappeler rapidement les périodes de l'histoire de l'expression dans la délivrance, pour y rattacher ensuite l'expression du fœtus, plus tardivement admise au point de vue scientifique, et qui en dérive en quelque sorte.

----

(1) Voir ENGELMANN. Étude ethnologique sur la délivrance. *American Journ. of obstetrics*, 1881, p. 303.

(2) KING. *Amer. Journ. of med. Sc.*, avril 1853, p. 891.

(3) RIBEMONT-DESSAIGNES. De la délivrance par tractions et par expression. *Thèse d'agrégation*. Paris, 1883.

La méthode d'expression dans la délivrance est communément dénommée « Méthode de Credé ».

Comme beaucoup d'autres, elle a été décrite longtemps avant l'auteur dont elle porte le nom.

Mauriceau associait déjà l'expression à la traction. Cette méthode mixte a été depuis lors souvent employée. Plenck (1), Robert Wallace, Jonhnson (2), White n'ont fait qu'imiter Mauriceau, bien qu'on leur attribue à chacun l'invention de l'expression.

Busch, en 1803, semble être le premier à recommander l'expression pure dans la délivrance.

Mac Clintock et Hardy (3), en 1848, la décrivent également. Pour débarrasser la cavité utérine du placenta, en cas d'hémorragie, ils étreignent solidement l'organe et exercent sur lui une pression dans l'axe de l'entrée du pelvis. Si *l'axe est incliné de côté, on doit chercher à le remettre en place avant de commencer à exercer sur lui des pressions. Il est très important pour le succès de l'opération que celles-ci soient faites pendant que l'utérus est en contraction.* Les auteurs discutent la possibilité de léser l'utérus, de déterminer de l'inflammation, bien qu'ils n'aient jamais eu eux-mêmes d'accidents.

Avant la publication de Credé, et d'après lui, de 1800 à 1850, les accoucheurs se divisaient en deux écoles au sujet de la délivrance. Les uns, tels Osiander, Riecke, Hohl, d'Outrepont étaient interventionnistes ; les autres, suivant les préceptes de Ruysch, sont pour l'expectation, ainsi Wigand et Siebold ; enfin il y avait l'opinion moyenne représentée par Naegelé, Busch, Stein, Ritgen.

C'est en 1853 que Credé (4) (de Leipzig) décrit les manœu-

---

(1) PLENCK. Anfangsgrunde der Geburtshülfe, 1768, cité par RUDEL. *Bulletin de la Société d'obstétrique de Berlin*, 1847, p. 61.
(2) R.-W. JONHSON. — A new system of Midwifery. London, 1769, p. 200.
(3) MAC CLINTOCK et HARDY. Practical observation in Midwifery, 1848.
(4) CREDÉ. *Klinische Vorträge über geburtshülfe*, von F. CREDÉ (Berlin, 1853, 1 abtheilung, p. 599).

vres à l'ensemble desquelles, on donne généralement depuis, le nom de méthode de Credé. Ensuite il la faisait connaître en 1860 à la Réunion des naturalistes et médecins allemands à Kŏnigsberg (1) ; puis, en 1861 et en 1881 (2), il publie d'importants mémoires pour réfuter les objections faites par Ahlfeld et les partisans de l'expectation (Dohrn, Freund, Kabierske, von Winckel, Max Runge, etc.). Nous n'insisterons pas sur cette discussion dans laquelle la méthode de Credé se trouve défendue surtout par Fehling (3), Fritsch, Abbeg (4), Pelzer.

On nous permettra cependant de signaler une difficulté de l'expression de la délivrance dont parle Hecker (5). C'est celle de la pratiquer chez des personnes très sensibles ou à paroi abdominale épaisse et grasse ; il pense toutefois qu'avec de la patience on peut réussir. C'est là un des nombreux côtés communs à l'expression dans la délivrance et à l'expression du fœtus que nous étudions. Nous dirons, et pour y insister, que l'obésité est non seulement une difficulté, mais très souvent une contre-indication de l'expression du fœtus : que s'il y a surcharge graisseuse abondante de la paroi abdominale antérieure, il est parfois impossible de saisir le fond de l'utérus pour exercer une pression efficace. Celui qui sait l'impossibilité du palper et même quelquefois celle du diagnostic de grossesse chez les obèses ne sera pas surpris de ce fait.

Il nous a paru intéressant de le faire connaître dès à présent, pour faire ressortir les points de comparaison entre les deux espèces d'expression. L'une, en effet, dérive de l'autre, et c'est la publication de Credé, avec les discussions qu'elle souleva, qui fut peut-être l'origine de l'important travail de Kristeller.

Quoi qu'on en ait dit, l'expression sur la totalité du fœtus a

---

(1) Voir *Monatsschrift für Geburtskunde*, Bd. XVI, p. 337.
(2) Credé. *Arch. für gynækol.*, Bd. XVII, H. 2, p. 260.
(3) Fehling. *Centralblatt für gynækol.*, 1880, p. 586.
(4) Abbeg. *Arch. für gynækol.*, Bd. XVII, H. 3, p. 378.
(5) Hecker in *Hecker u. Buhl. klinik der Geburtskunde*, 1864, II, p. 519.

été indiquée avant Kristeller, bien que, dans son travail, Kristeller ne signale que les manœuvres externes de la version qu'il défend après Wigand, et ne fasse que citer l'article de von Ritgen.

Outre l'expression de la tête dernière, connue très long-temps avant Kristeller, celle sur le fœtus se trouve recom-mandée déjà par un chirurgien arabe du xii⁰ siècle, Abulcasis. « Dans les présentations normales de la tête, dit-il, si l'accou-chement est laborieux et que la délivrance soit lente à se pro-duire ; si vous voyez les forces de la femme diminuer, faites-la asseoir sur un siège et l'y fixez : faites-lui des fomentations aux pieds avec une décoction de fenu grec et des huiles émollientes: que la sage-femme introduise entre les doigts un bistouri léger pour inciser les membranes, ou bien qu'elle les incise avec l'ongle, pour en faire sortir le liquide ; alors on comprimera l'abdomen de la femme jusqu'à la sortie du fœtus. S'il n'est pas expulsé, administrez une injection avec du mucilage de fenu grec et de l'huile de fumeterre ; après l'injection faites la pousser et provoquer des éternuements avec l'hellébore ; elle fermera la bouche et retiendra son haleine un instant et le fœtus sera aussitôt expulsé (1) ».

Rodericus a Castro, en 1594, conseille aux sages-femmes de presser le ventre pour ramener l'enfant en bas.

Jacob Rüff (2), dans le premier chapitre du quatrième livre de son ouvrage, en parlant des présentations du siège, dit : « Une femme habile doit se tenir derrière la parturiente, l'enlacer de ses deux bras, presser fort et adroitement pour ne pas blesser l'enfant, et ne pas s'arrêter jusqu'à ce qu'elle ait aidé l'enfant à sortir ».

---

(1) Cité ainsi que les auteurs suivants, in K. Schroeder's. Lehrbuch der Ge-burtshülfe. Bonn, 1893 (12⁰ édit.), p. 315.
(2) Jacob Rüff. Un petit livre amusant des accouchements chez l'homme, etc. Zurich, 1554 (cité par Schroeder).

Ambroise Paré parle de la méthode en ces termes : « Une matrone luy presse les parties supérieures du ventre en pressant l'enfant en bas ».

Elle a été indiquée par Johann von Hoorn pour le même emploi. Il dit, notamment dans la remarque 3o de son « Siphra et Pua » : « Comme le travail ne finissait pas au bout de quelques heures, on pense à aider l'accouchement par pression extérieure. On mit la parturiente sur un lit d'accouchement, un coussin sous le siège pour que deux personnes puissent la soutenir en cas de nécessité, et quand survient la contraction, la matrone placée sur le côté, la main à plat sur l'abdomen, fit une pression *dans le temps de la contraction*. J'ai vu souvent pareille pression agir et aider le travail ».

Nous avons recherché, dans nos classiques des xviiie et xixe siècles, s'il existait, non pas un chapitre exclusivement réservé à l'expression, il ne s'en trouve dans aucun ; mais seulement des indications sur le sujet. Nous n'en avons pas trouvé ; du moins pour l'expression proprement dite, car pour celle de la tête dernière dans la présentation du siège ou après version, elle est trop ancienne pour n'être pas mentionnée.

Sans faire l'historique de l'expression de la tête dernière, que nous réservons pour un chapitre ultérieur, nous pouvons dire que les pressions utérines, après la première publication de Credé, paraissent prendre peu à peu droit de cité dans les cliniques allemandes. Credé lui-même, est un des premiers à expérimenter de nouveau et à conseiller l'emploi des pressions à travers les parois, pour amener au dehors la tête restée seule en arrière. « Parfois, dit-il (1), on réussit à pénétrer dans l'intérieur du vagin avec une main entière, assez loin pour pouvoir la placer sur l'occiput et pousser ainsi la tête en bas ; quand cette manœuvre ne réussit pas, on peut encore faire faire par

____

(1) CREDÉ's. *Klinische Vorträge über Geburtshülfe*. Berlin, 1854, p. 763.

un aide une pression externe, *uniquement externe*, sur l'occiput, ce qui donne de très bons résultats ».

Édouard Martin pratique également cette méthode avec beaucoup de succès. Il la propage par une communication faite à la réunion des naturalistes et médecins allemands tenue à Hanovre en 1865. Il cherche à remplacer par elle la manœuvre de Smellie, qu'il trouve insuffisante, et celle de Prague, indiquée par Seyfert, qu'il croit dangereuse.

Von Ritgen (1), dans l'article dont nous avons traduit un passage au début de ce travail, s'élève contre les tractions, et demande qu'on les remplace par des pressions, sans paraître près de le faire lui-même. C'est cependant la première application de l'expression au fœtus. Kristeller le reproduit textuellement dans son mémoire, sans l'apprécier.

Les idées de Kristeller sur l'expression du fœtus furent exposées d'abord, dans une note préliminaire (2), puis dans un long mémoire (3) au début duquel il nous avertit que, bien que ses indications soient encore imparfaites, il préfère les soumettre à ses confrères pour arriver plus vite à un résultat définitif. Dans un chapitre d'historique, il rappelle la découverte de Wigand au commencement du siècle, pour améliorer par manœuvres externes la position du fœtus ; il croit qu'elle fut délaissée surtout, parce qu'on avait trouvé dans le forceps un moyen sûr et inoffensif d'intervenir dans les accouchements dystociques. Longuement, il insiste sur les mérites de la version par manœuvres externes, sujet en rapport peu direct cependant avec l'expression du fœtus.

Il est à remarquer que cette coutume de faire entrer l'expression du fœtus dans une description commune à toutes les

______

(1) Von Ritgen. *Monatsschrift für Geburtskunde*, vol VIII, p. 234.
(2) Kristeller. *Berliner klin. Wochensch.*, 1867, n° 6.
(3) Kristeller. Die Expressio fœtus. Neues Entbindungsverfahren unter anwendung aüsserer Handgriffe. *Monatsschrift für Geburtskunde und Frauen Krankheiten*, 1867, p. 337.

manœuvres externes n'est pas particulière à Kristeller ; en Allemagne surtout, elle est fréquente, et nous la trouverons dans un travail plus récemment paru de Strassmann, que nous analyserons, ainsi que dans la discussion dont celui-ci fut l'objet à la Société d'obstétrique berlinoise.

Nous ne retiendrons des observations de Cazeaux. Danyau, Robert Lee, Scanzoni, Hohl, Martin, Hecker, Spaeth, Küneke, Hegar, auxquelles fait allusion Kristeller, que ce fait intéressant notre sujet, à savoir : que la surface externe de l'utérus est bien plus tolérante à la saisie par la main qu'on ne le pensait.

Après nous avoir dit les efforts de Credé pour vulgariser l'expression dans la délivrance, Kristeller conclut qu'aussi bien pour la préparation que pour la terminaison de l'accouchement on peut avoir un moyen efficace de réussite dans les manœuvres externes et qu'il fallait voir jusqu'où on pouvait étendre ces manœuvres obstétricales particulières.

L'article de Kristeller passe d'abord inaperçu ou si on le discute, c'est pour rejeter ses conclusions, d'une hardiesse modérée cependant.

Spiegelberg (1) prétend qu'il ne faut employer la méthode que pour le siège.

« Cette manipulation, dit Kleinwächter (2), augmente aussi peu la force des contractions que les frictions habituelles sur l'utérus. Elle n'agit pas seulement sur le fœtus, mais aussi sur l'utérus qui est abaissé vers le bassin. On ne peut mettre en parallèle le forceps et cette méthode d'extraction du fœtus ».

Bien justement, Bidder (3), qui le cite, fait la remarque qu'il méconnaît ainsi totalement la raison de la méthode ; Kleinwächter n'a pas compris l'action de la pression externe sur les

---

(1) Spiegelberg. *Virchov. Hirsch'schen Jahresbericht*, 1867.
(2) Kleinwächter. Grundrisses der Geburtshülfe, p. 402.
(3) Bidder. Zur Beurtheilung der Kristeller'schen Expressionsmethode bei Koplagen. *Zeitschrift für Geburtshulfe u. gynækol.*, Bd. III, p. 241 (1878).

différentes composantes de la force d'expulsion et sur le contenu de l'utérus, et il n'a pas fait de recherches sur le côté pratique de la méthode.

Fritsch (1), à qui l'expression du fœtus paraît plus familière,. reconnaît ses avantages dans les présentations engagées. Il pense que l'expression est surtout un moyen de renforcer la pression sur l'axe fœtal, mais il doute de son efficacité dans les présentations céphaliques parce que « par pression sur le siège on n'a pas une action véritable sur la tête ».

L'opinion de Fritsch disant que l'expression réussit surtout, quand l'engagement est effectué, est, nous l'avons constaté nous-même, tout à fait exacte. Plus l'engagement est profond, plus la partie fœtale qui se présente est près du périnée, et plus grandes sont les chances de succès. C'est que dans ces conditions la force qui actionne la marche du fœtus est moins la contraction utérine que la contraction abdominale que stimule et renforce directement l'expression.

C'est ce qu'avait déjà bien mis en lumière Playfair (2), grand partisan de la méthode d'expression. Il pense que les cas dans lesquels l'expression peut se montrer utile sont très fréquents : ce sont tous ceux où la présentation est régulière, où la filière pelvienne est normale, mais où il y a retard dans l'expulsion du fœtus par faiblesse ou absence des contractions utérines. La tête est descendue sur le périnée, mais pour le franchir les forces d'expulsion font défaut. Une pression ferme appliquée dans ce cas agirait de deux façons différentes ; d'abord en stimulant l'utérus indolent, comme le fait la pression au moment de la délivrance, puis, mais quelquefois seulement, en poussant le fœtus au dehors, en l'absence complète de contractions utérines. Cette dernière action est cependant pour lui assez rare, et dans ce cas il est préférable d'employer le forceps.

------

(1) Fritsch. Klinik der Geburtsh. Operat., II Auflage, p. 124.
(2) Playfair. On the application of pressure to the uterus in cases of lingering labour. *The Lancet*, 10 octobre 1870, p. 465.

Les deux observations rapportées par Playfair dans *The Lancet*
sont traduites dans la thèse de notre ancien collègue Suchard (1).
Cette thèse est le seul travail d'ensemble que nous ayons pu
trouver en France sur l'expression du fœtus. Nous n'avons pu
avoir, il est vrai, à notre disposition toutes les thèses des facul-
tés de province, en tous cas il n'est fait mention nulle part d'un
travail sur le sujet.

La thèse de Suchard est pour ainsi dire uniquement un essai
de vulgarisation en France de l'article de Kristeller. Celui-ci
s'y trouve, en effet, reproduit presque entièrement dans ses parties principales ; ses observations au nombre de huit sont traduites en même temps que les deux observations de Playfair.
Suchard n'y apporte aucune contribution personnelle. « Nous
serons trop heureux, dit-il, dans ses conclusions, si nous avons
seulement réussi à attirer l'attention des accoucheurs sur un
point d'obstétrique qui est encore peu connu en France et à
décider quelques praticiens à faire l'essai d'une méthode que
nous croyons appelée à rendre de grands et réels services ».
La même phrase, dans les mêmes termes, pourrait à 28 ans de
distance trouver place à la fin de cette thèse, car si l'expression
du fœtus est mieux connue elle n'est pas davantage appliquée.

A l'étranger les recherches sur la question ont été plus nombreuses dans ces dernières années sans être très fréquentes.
Breisky (2) nous donne les résultats de ses observations dans une
étude sur la méthode d'expression. Au contraire de ce que pensait Playfair, l'expression du fœtus serait surtout efficace par son
action mécanique, plutôt que par son action dynamique (provocation de contractions utérines par frictions externes) ; mais
comme pour lui la force déployée est minime, l'expression agit
bien plus, comme la pression abdominale elle-même par l'addi-

---

(1) Suchard. De l'expression utérine appliquée au fœtus. *Thèse*, Paris, 1872.
(2) Breisky. Ueber die Expressionsmethode in der Geburtshülfe. *Correspondenz-Blatt für Schweizer Aerzte*, 1er mars 1875, p. 121.

tion d'une force relativement faible aux contractions et elle est
suivie d'un résultat positif quand les conditions sont favorables.
Breisky discute ces conditions ainsi que les contre-indications de
la méthode ; dans ses conclusions il définit le rôle de l'expression sur la tête dernière. Nous y reviendrons dans les chapitres
qui suivront.

Bidder (1) publie une statistique de 81 cas d'expression,
tous concernant des présentations du sommet. Comme Playfair,
comme Breisky, il pense que l'expression agit surtout mécaniquement ; elle n'est qu'une vis a tergo qui aide les forces
expultrices par la pression sur le corps de l'enfant ; aussi ne
l'emploie-t-il que dans la période d'expulsion. Par l'examen de
ses cas, Bidder démontre le peu de danger de l'expression pour
la mère et pour l'enfant ; il fait une comparaison avec les applications du forceps, mais elle est peu concluante, car la série de
forceps date de la période préantiseptique (1873-1876).

Quoi qu'il en soit, comment expliquer qu'une méthode
reconnue par tous, théoriquement comme rationnelle, n'ait eu
pratiquement aucun succès ? Bidder croit que la cause doit en
être rapportée à Kristeller lui-même, qui en a exagéré et trop
multiplié les indications, l'employant même en période de dilatation ; or, dans ce cas, elle ne peut servir que rarement ou bien
comme adjuvant d'autres manipulations, par exemple le relèvement du col par un doigt dans le vagin, comme l'a conseillé
Bidder dans un travail précédent (2).

S. Sloan (3), à propos d'une observation, nous dit tout ce
que le praticien peut attendre de l'expression ; il la compare au
forceps ; et non seulement il fait des pressions sur le fœtus

---

(1) Bidder. Zur Beurtheilung der Kristeller'schen Expressionsmethode bei Kop-
llagen. *Zeitschrift für Geburtshülfe u. Gynækol.*, 1878, Bd. III, p. 241.
(2) Bidder. *Zeitschrift für Geburtsh, u. gynækol.*, Bd. II, p. 267.
(3) S. Sloan. Uterine pressure and the long forceps in tedious labours ; report
of a case of unusual difficulty, in which the former succeeded after the latter, had
failed. *The Glasgow med. Journal*, 1879, p. 348.

quand la tête se trouve sur le plancher périnéal ; mais il dit avoir fréquemment expulsé le fœtus arrêté très haut dans la filière pelvienne.

L'application de l'expression, en particulier comme adjuvant des opérations obstétricales, avait été surtout défendue en Angleterre par Barnes (1). » Le travail de l'accouchement est, dit-il, un problème de dynamique dans lequel entrent trois facteurs : 1° le fœtus, corps qui doit sortir ; 2° le canal composé des os du bassin et des parties molles à travers lequel doit passer l'enfant ; le fœtus et le canal constituent la résistance, l'obstacle à vaincre : 3° la force représentée par l'utérus et les muscles volontaires.

Le troisième facteur est la vis a tergo. Nous pouvons quelquefois éperonner l'utérus et ses muscles auxiliaires et les faire agir. Il suffit de les réveiller au moyen d'un stimulant approprié, d'un ocytocique.

Peut-on sans cela éveiller ou produire une vis a tergo ? Pouvons-nous pousser le fœtus hors de la matrice au lieu de l'en extraire ? Cela paraît possible en certains cas. »

Après avoir rappelé le mémoire de von Ritgen, celui de Kristeller et les mesures de la force d'expulsion faites par Poppel et Matth. Duncan, Barnes dit qu'il a vu que la pression est un adjuvant utile à l'extraction. Jamais il n'emploie le forceps sans avoir un aide qui presse l'utérus avec force, le maintienne en rapport avec l'axe de la filière pelvienne et l'assiste ainsi dans ses efforts d'extraction.

Playfair (2), dans son traité de l'art des accouchements, insiste à nouveau sur l'application de l'expression et complète l'article que nous avons cité plus haut. Pour augmenter la force des contractions utérines nous possédons des moyens prudents qui res-

---

(1) R. Barnes. Leçons ur les opérations obstétricales, 1873. Traduct. Cordes, p. 3.

(2) Playfair. — Traité de l'art des accouchements. Traduction française, 1879, p. 460.

semblent beaucoup au procédé naturel et qu'il croit destinés à remplacer absolument l'administration de l'ergot de seigle. C'est la compression manuelle. Dans quelques circonstances exceptionnelles, lorsque le bassin est très large et que les parties molles n'offrent qu'une légère résistance on peut obtenir, comme le dit Kristeller, l'expulsion complète de l'enfant par une compression convenablement faite, lors même qu'il n'existe pas du tout de douleurs. Playfair accoucha de cette façon une femme dont la famille refusa l'application du forceps.

Dans son traité de gynécologie, C. Braun (1) consacre également quelques lignes au sujet. Il use rarement de l'expression dans la présentation du sommet : quand il l'applique, c'est que l'obstacle à l'accouchement est peu considérable. Cependant dans de bonnes conditions (qu'il n'indique pas) il pense qu'on doit pouvoir exprimer rapidement non seulement la tête enga gée, mais encore la tête élevée.

Hüter (2), A. Martin (3) accordent que la méthode de Kristeller peut réveiller les contractions et augmenter la pression abdominale, mais son action est faible et les conditions qui peuvent l'autoriser sont très limitées. Elle ne peut que rarement remplacer d'autres méthodes.

Moins sévère est le jugement de Schröeder (4). La pression de la méthode d'expression agirait de la même façon que la contraction abdominale, de sorte qu'on peut l'envisager comme complément des contractions faibles ou absentes. Elle ne pourrait donc servir que dans la période d'expulsion, pour la tête profondément engagée, pour le corps du fœtus et surtout dans la présentation du siège.

C'est également l'opinion de Max Runge (5) : l'expression est

(1) C, Braun von Fernvald. Lehrbuch der ges. Gynækologie, p. 779.
(2) Hüter. Compendium des Geburtsh. Operat. Leipzig, 1874, p. 135.
(3) A. Martin. Leitfaden der Operat. Geburtsh. Berlin, 1877, p. 64.
(4) Die Expressionsmethode in K. Schroeder's. Lehrbuch der Geburtshülfe, 12ᵉ édition, Bonn, 1893, p. 315.
(5) Max Runge. Lehrbuch der Geburtshülfe. Berlin, 1891, p. 232.

indiquée, quand la tête est à la vulve et qu'une terminaison rapide de l'accouchement est nécessaire, surtout chez les pluripares. Elle est utile pour la sortie des épaules et encore celle de petits fœtus ou du deuxième jumeau.

De tous les travaux parus sur l'expression du fœtus, un des plus récents et des plus documentés est la communication que fit Strassmann (1) à la société d'obstétrique et de gynécologie de Berlin, le 26 octobre 1894, et qui fut suivie d'une discussion (2) à laquelle prirent part Jaquet, Gessner, Dührssen, Martin, Winter et Veit (3).

Il traite des manœuvres externes en général et, à ce propos, étudie, avec une statistique personnelle de 16 cas, la méthode d'expression. Quand le retard de l'accouchement dans la présentation du sommet est dû aux mauvaises contractions de l'utérus, à la résistance des parties molles, si le col est insuffisamment dilaté et la tête en position synclitique dans le bassin, l'expression suffit souvent pour hâter et terminer l'accouchement. Dans beaucoup de cas, même sans chloroforme, elle peut rendre inutile l'emploi du forceps.

Ce qui explique que la méthode de Kristeller est inconnue de la plupart des médecins, c'est qu'elle ne peut être essayée sur le mannequin. Strassmann en décrit les avantages et les indications. Nous les discuterons au cours de ce travail ainsi que les accidents, tels par exemple que l'asphyxie du nouveau-né, qu'il cite pour les rejeter.

L'asphyxie du nouveau-né est encore signalée dans la discussion de la communication de Strassmann par Jaquet ; celui-ci la croit produite par la compression du placenta et conseille

---

(1) STRASSMANN. Aeussere und combinirte Geburtshülfliche Verfahren, in *Arch. für gynækol.*, 1895, p. 124.

(2) *C. R. de la Société d'obstét. et gyn. de Berlin*, in *Berliner klin. Woch.*, 24 décembre 1894.

(3) Nous remercions ici notre excellent ami le Dr Wormser, 1er assistant du Pr Bumm au Frauenspital à Bâle, qui nous a communiqué le résumé de cette discussion.

d'appliquer le forceps dès que l'auscultation, pratiquée fréquemment avec l'expression, révèle des signes d'asphyxie menaçante. C'est là un danger qui n'est pas le résultat des pressions ; jamais nous ne l'avons observé, il aurait d'ailleurs pu se produire par le fait seul de l'accouchement, en dehors de toute manœuvre d'expression.

Gessner n'est pas partisan de l'expression ; il a échoué souvent. Dührssen l'applique volontiers dans les présentations du siège, pour la tête dernière. Il la recommande également pour la tête première élevée ; Martin, ainsi que Winter et Veit se servent de l'expression ; mais leurs préférences, quand la tête est sur le périnée, sont pour la méthode de Ritgen qui la défléchit par une pression sur le périnée postérieur.

DE LA CONTRACTION ABDOMINALE ·

(Expression spontanée).

Des divers travaux, des discussions auxquels ont donné naissance les idées de Kristeller sur l'expression du fœtus, il nous faut retenir avant tout le mode d'action de celle-ci : dynamique pour les uns, mécanique pour les autres, mixte pour la majorité des auteurs, parallèle pour tous à celui de la contraction abdominale. Nous allons essayer, nous aussi, de définir cette action, de savoir si l'expression ne fait que provoquer les contractions, que les renforcer, ou si elle est capable de se substituer à elles, de prendre leur place ; et, dans cette seconde hypothèse, de connaître la force déployée par la contraction abdominale, pour limiter celle de l'expression et ne pas s'exposer à léser le fœtus et surtout le muscle utérin.

Il nous faudra donc esquisser rapidement, l'état de nos connaissances sur l'action des muscles abdominaux, pour en déduire ensuite celle de l'expression.

La pression abdominale, dit Lawrentjeff (1), est un appareil de forces convergentes placées autour d'une cavité fermée, dont les côtés sont formés par seize muscles. Tous ces muscles diminuent par leur contraction la cavité abdominale en prenant point d'appui sur le bassin et le thorax. Et avec quelle force ?

---

(1) LAWRENTJEFF. Zur Frage von der Kraft und Wirkung der die Bauchpresse bildenden Muskeln. *Virchow's Archiv.*, Bd. C, H. 3. Analysé in *Centralblatt f. gynæk.*, 1886, p. 229.

La force d'un muscle dépend de son diamètre transversal physiologique, de la grandeur de sa surface au repos ou à l'état de
contraction et de ses attaches tendineuses. Lawrentjeff traduit
la force totale de l'effort par un chiffre ; nous y reviendrons.

La plus grande partie du travail musculaire est dévolue à la
paroi abdominale antérieure et supérieure, où se trouvent
réunies les conditions les plus favorables, surtout autour du
diaphragme. Par cette force, le contenu de la cavité abdominale
est poussé vers le locus minoris resistentiæ, qui se trouve être
la partie inférieure de l'abdomen, constituée par le faible
muscle releveur de l'anus. L'auteur insiste sur la direction de
l'effort ; après avoir examiné celle de chaque muscle en particulier, il donne la résultante de tous les muscles et trouve que
la direction en totalité est parallèle à l'axe du détroit supérieur
du bassin. Cette direction est donc favorable au maximum pour
permettre l'action abdominale dans la période d'expulsion.

Il termine son original mémoire par l'étude des conditions
mécaniques de la direction des forces. Les aponévroses forment
de véritables courbes au niveau de la ligne blanche ; ces courbes
existent également sur la paroi postérieure de l'abdomen.
L'union des courbes antérieures et postérieures donne un
angle ouvert en bas. C'est par l'étude de cet angle que Lawrentjeff arrive à calculer les conditions d'action des muscles
de l'abdomen. Il conclut que moins cet angle est grand, meilleures sont les conditions d'action musculaire. Or comme dans
la période de travail de l'accouchement l'angle est petit, l'effort
peut agir au maximum.

Ainsi donc, l'étude expérimentale de l'effort nous apprend que
son action est surtout localisée au niveau de la partie supérieure
de la paroi antérieure, et qu'elle s'exerce parallèlement à l'axe
du détroit supérieur.

Ces deux notions ont leur valeur pour l'expression du fœtus ;
elles sont d'ailleurs confirmées par l'étude clinique de la pression abdominale.

Celle-ci a surtout eu pour but de distinguer la valeur de la contraction abdominale de celle de la contraction utérine ; de savoir comment elles agissent l'une et l'autre, à quelle période de l'accouchement ; si l'une pouvait suppléer l'autre, enfin leur action réciproque.

Pour quelques auteurs, les contractions volontaires et réflexes des muscles abdominaux, celles des muscles de l'effort ne sont pas un facteur indispensable de l'accouchement. Leurs idées cliniques ont pour base l'expérimentation. Harwey, lorsqu'il eut découvert les contractions péristaltiques de l'utérus gravide de la chienne, institua des expériences pour démontrer que l'expulsion du fœtus devait être exclusivement attribuée à la « vis uteri propria ». Il ouvrit le ventre à des chiennes à terme qui, néanmoins, expulsèrent leurs petits. Régnier de Graaf a fait la même démonstration sur des lapines.

Haller a vu chez les femelles gravides l'expulsion spontanée des petits peu de temps après la mort par les seules contractions utérines. Il rapporte les observations cliniques de Harwey, de la Motte, de la Mettrie, Smellie, Storch qui ont assisté à l'accouchement spontané de femmes paraplégiques. Des faits semblables sont notés par Brachet, Nasse, Merrimann, Chaussier, Scanzoni, Benicke, etc.

Mais, pour n'être pas indispensables, les contractions volontaires des muscles de l'effort n'en ont pas moins un rôle important, dans le phénomène de l'expulsion qu'elles accélèrent. Comme nous le dirons, bien des applications de forceps ont été nécessitées par la faiblesse de l'effort.

Cazeaux (1) rapporte que quelques auteurs considèrent la contraction utérine comme secondaire, et donnent à la contraction des muscles abdominaux le rôle principal dans l'expulsion

---

(1) Cazeaux. Traité théorique et pratique de l'art des accouchements, 9ᵉ édition, revue par Tarnier, 1874, p. 265.

du fœtus. Suivant eux, le resserrement de l'organe ne sert qu'à soutenir le tronc du fœtus, à le tenir droit, semblable à un cylindre et à empêcher que la grande pression du diaphragme ne l'affaisse trop, tandis que l'effort de l'inspiration et la contraction des muscles abdominaux le chassent au dehors.

C'est évidemment là une conception paradoxale, et il nous faut garder un juste milieu. La plupart de nos classiques admettent que le plus souvent, ce sont les contractions utérines qui opèrent la dilatation du col et préparent ainsi la voie au passage du fœtus. Ce sont encore elles qui dans la dernière période auront sans doute la plus grande part (Cazeaux) : à la rigueur elles pourraient suffire seules à l'accouchement. La femme qui a une procidence de l'utérus peut accoucher néanmoins ; Wimmer (1) a vu, au rapport de Burdach, l'accouchement se faire d'une manière régulière dans un cas où la matrice formait entre les cuisses une tumeur de 28 centimètres de longueur et de 19 centimètres de largeur, et dont l'ouverture était dirigée en bas.

L'intervention des muscles abdominaux dans le travail de l'enfantement, dit Jacquemier (2), est très tardive. Cette force ne se manifeste que lorsque l'extrémité de l'ovoïde fœtal qui se présente est engagée dans le col et le vagin et qu'elle commence à presser sur le périnée. Elle est un puissant auxiliaire pour l'expulsion du fœtus (Tarnier) (3), et si des femmes paraplégiques ont pu accoucher spontanément, quelques observations semblent démontrer que la paralysie des muscles de l'abdomen, que l'impossibilité d'un effort énergique ont suffi quelquefois pour retarder outre mesure la terminaison de l'accouchement.

« M. Depaul, raconte Tarnier, a vu une femme paraplégique

---

(1) In Cazeaux. Loc. cit.
(2) Jacquemier. Manuel des accouchements (Paris, 1846), t. I, p. 524.
(3) Tarnier. Note dans traité de Cazeaux, 9ᵉ édit., p. 624.

chez laquelle le travail marchait si lentement, qu'il fut obligé de terminer l'accouchement par une application du forceps. Chez cette malade, l'utérus se contractait régulièrement et aucune cause ne faisait obstacle à l'expulsion du fœtus. Aussi M. Depaul n'hésite pas à rapporter la lenteur excessive du travail à la paraplégie. J'ai, moi-même, vu un fait analogue : une multipare qui avait toujours eu des accouchements faciles devient paraplégique, ce qui n'empêche pas une nouvelle grossesse ; mais cette fois, malgré des contractions utérines très fréquentes et très douloureuses, l'accouchement ne put être terminé que par une application du forceps.

« Un fait d'un autre genre, observé par M. Depaul, montre l'influence fâcheuse de l'impossibilité dans laquelle se trouve une femme de faire des efforts soutenus. Une jeune dame avait été amputée de la cuisse ; elle devint enceinte et au moment de l'accouchement elle ne put s'arc-bouter qu'à l'aide d'une seule jambe. Les efforts auxquels elle se livrait, mal dirigés, semblaient avoir pour effet l'affaiblissement des contractions utérines. Le bassin était bien conformé, aucun obstacle n'arrêtait la sortie du fœtus et cependant l'accouchement dût être terminé par une application du forceps ».

D'autres faits cliniques nous démontrent la valeur de la contraction des muscles abdominaux,

« Chez quelques femmes très grasses, dit Cazeaux (1), la deuxième partie du travail s'opère quelquefois avec une lenteur excessive. Les contractions utérines ne cessent pas complètement, mais elles paraissent sans action et ne font faire aucun progrès à la tête du fœtus. Cette impuissance des efforts utérins, m'a paru tenir beaucoup moins aux résistances que présentait chez elles la partie inférieure du canal pelvien, qu'au défaut d'action des muscles abdominaux. La couche épaisse de graisse qui

______

(1) CAZEAUX. *Loc. cit.*, p. 624.

double en effet les parties antérieures du ventre, doit paralyser un peu l'action synergique de ces muscles, et l'utérus se trouve ainsi privé de l'aide qu'il en reçoit habituellement. C'est alors surtout que paraît applicable la *compression abdominale* tant vantée par quelques personnes ».

Nous ferons remarquer incidemment, pour y revenir, que la surcharge graisseuse de la paroi abdominale est aussi bien un obstacle à l'expression qu'à la contraction abdominale, et si, d'après le conseil de Cazeaux et celui de Velpeau, un bandage de corps a pu être utile en pareil cas, l'application de l'expression est impossible par la raison qu'on ne peut saisir l'utérus.

Une autre preuve de l'importance de l'effort est la difficulté que présente quelquefois le travail de l'accouchement dans les cas d'éventration. L'application du forceps est souvent nécessaire. Nous allons voir que la période de dilatation est ralentie aussi bien que celle d'expulsion dans ce cas.

Cette influence de l'éventration confirme ce que nous savons physiologiquement de l'effort.

Les recherches de Cloquet et Bourdon, de Lawrentjeff ont démontré que la seule pression active était celle de la paroi antérieure de l'abdomen. Les premiers auteurs ont en effet établi que les principaux phénomènes de l'effort consistaient dans un changement des actes de la respiration, et que le but d'un pareil changement était de fournir un point d'insertion solide aux muscles qui de la poitrine se rendent soit au tronc, soit aux membres supérieurs. Quand l'air a pénétré dans cette cavité, la glotte se resserre spasmodiquement, les muscles des parois abdominales entrent en contraction, ils refoulent les viscères et les appliquent sous le diaphragme. Celui-ci se contracte à son tour et soutenu en haut par la résistance que lui oppose l'air renfermé dans les poumons, il donne à la base de la poitrine une immobilité et une solidité, qui permettent aux muscles abdominaux d'y prendre un point d'appui fixe. Aussi, dans l'effort d'expulsion, le diaphragme par sa contraction n'oppose qu'une force de résistance : celle-ci maintient les parois thoraciques, mais n'est point une force active qui, à l'instar des muscles abdominaux, agisse directement sur l'utérus.

L'éventration, avons-nous dit, peut influencer la période de dilatation au même titre que celle d'expulsion, bien qu'à un degré moindre. La dilatation est pour la plus grande part produite par la contraction utérine ainsi que nous l'avons vu. Pour l'expliquer, il suffirait d'ailleurs, de rappeler la loi formulée par les physiologistes (1) : quand un muscle se contracte, le muscle antagoniste se relâche. Elle s'applique à tous les muscles volontaires ou involontaires. Or le sphincter de l'orifice d'un organe creux est l'antagoniste des muscles des parois. Il est par conséquent naturel que le col utérin se dilate quand le corps de l'organe se contracte.

Néanmoins, la paroi de l'abdomen joue déjà un rôle pendant la période de dilatation (2). La sangle musculaire et abdominale limite en effet le mouvement en avant, l'antéversion, que subit l'utérus à chaque contraction, mouvement en avant commandé par les contractions mêmes des ligaments ronds, et favorise ainsi d'une manière indirecte, mais efficace la dilatation.

Aussi lorsque les muscles de la paroi abdominale, du fait de l'éventration ne peuvent entrer en action, la dilatation se trouve-t-elle retardée et ce qui prouve bien alors leur influence, c'est que, si, à l'aide des moyens appropriés, on leur permet de reprendre leur rôle, la dilatation lente à progresser ou jusque-là impossible, s'accomplit rapidement et normalement.

Ainsi que le dit M. Rivière, pour que la dilatation puisse se faire dans de bonnes conditions, le col doit pouvoir être influencé au maximum par les contractions utérines et pour cela se

---

(1) De la contraction, de l'inhibition et de l'expansion de l'utérus. Horrocks, *Société obstétricale de Londres*, 7 avril 1886, in *Annales de gynécol*, 1886, p. 378.

(2) Rivière. Du rôle de la paroi musculaire de l'abdomen pendant la période de dilatation. *Journal de méd. de Bordeaux*, 3 juin 1894, p. 253.

trouver au centre de l'excavation. Or il est, pendant la grossesse, un peu en arrière et cela autant par le développement du segment antéro-inférieur de l'utérus que par antéversion du corps utérin. Les contractions de l'accouchement tendent à exagérer cette dernière, si elle ne se trouve limitée par la sangle musculaire abdominale dont le rôle devient, pendant la période des phénomènes physiologiques du travail d'une réelle importance. Elle ne se contracte peut-être pas encore, la contraction étant réservée à la période d'expulsion, mais grâce à sa rétractilité, elle offre à l'utérus un plan résistant contre lequel il vient butter dans son mouvement en avant et qui tend à diriger l'effort total de l'utérus et de ses ligaments vers le centre de l'excavation et à faire coïncider l'axe fœtal et l'axe utérin avec l'axe du détroit supérieur.

Ce rôle de la paroi abdominale, surtout de sa partie aponévrotique, est bien connu. Pour la pratique de l'expression, on avait essayé d'aller plus loin ; Kristeller, déjà, croyait pouvoir hâter la dilatation, peut-être même la faire par l'expression seule. Ce que nous venons de dire, l'importance de la paroi de l'abdomen dans la période de dilatation paraît au contraire la contre-indiquer. Au cours de ce travail nous arriverons à confirmer cette opinion et à montrer quelle peut-être l'action de l'expression dans la période de dilatation.

La valeur de la contraction abdominale dans le travail de l'accouchement, étant ainsi établie, il est nécessaire pour l'étude de l'expression, avant d'indiquer quelle est la force de la contraction et par là même celle de l'expression, de savoir sous quelle influence elle agit ; si c'est sous l'action de la volonté, ou l'action réflexe, ou si l'une et l'autre entrent en jeu ; et s'il existe une action réciproque de la contraction de l'utérus et de la contraction de l'abdomen.

La contraction volontaire de la paroi abdominale après dilatation complète, pour l'expulsion du fœtus arrivé sur le périnée est un fait banal. Mais à mesure que le travail avance et lorsque la tête passe dans le vagin et irrite les nerfs qui s'y distribuent, les muscles abdominaux sont souvent stimulés à se contracter sous l'influence de l'action réflexe, en dehors de toute volonté de la part de la mère (Playfair) (1). La volonté n'est donc pas indispensable pour faire contracter les muscles abdominaux.

Aussi a-t-on pu admettre que ces contractions persistaient pendant le sommeil anesthésique.

Contrairement à l'avis de Schrœder (2), Simpson, P. Dubois, Bouisson (de Montpellier), Depaul (3) acceptent cette manière de voir. Cazeaux est moins affirmatif, et croit qu'il est difficile de s'assurer, dans l'état de distension et de dureté de l'abdomen, si réellement la contraction des muscles abdominaux a lieu en même temps que celle de l'utérus. Mais chez quelques femmes à parois abdominales minces, avec un écartement un peu exagéré de la ligne blanche, on voit les muscles droits former un relief assez prononcé et il est alors facile de s'assurer que les muscles abdominaux participent à l'expulsion fœtale même pendant une véritable anesthésie (Depaul).

D'autre part, il n'est pas rare de voir ces mêmes femmes faire des efforts ; or, les muscles abdominaux appartiennent au groupe musculaire, qui entre en contraction dans les phénomènes de l'effort et l'on ne saurait nier dès lors leur participation à l'expulsion fœtale (Depaul).

C'est dans la période d'expulsion, avons-nous dit, que la volonté fait contracter les muscles abdominaux; c'est également dans cette même période qu'agit l'action réflexe.

« La cause, dit Jacquemier (4), qui met en jeu les muscles de l'abdomen ne paraît être autre que la *pression exercée de toutes parts sur le périnée* et sur les organes contenus dans le

---

(1) PLAYFAIR. Traité de l'art des accouchements, p. 327.
(2) Der Schwangere un Kreissende Uterus. K. SCHROEDER. Bonn, 1886. Zur Physiologie der Austreibungs und nachgeburtsperiode (SCHROEDER u. STRATZ, p. 94-95).
(3) DEPAUL. Clinique obstétricale, p. 746.
(4) JACQUEMIER. Manuel des accouchements. Paris, 1846, t. I, p. 524.

bassin ; ce qui provoque un sentiment de ténesme qui sollicite la contraction des muscles abdominaux et finit par les forcer à obéir. Ainsi tandis que la cause naturelle des contractions utérines reste complètement ignorée, celle des muscles de l'abdomen est des plus évidentes et se trouve dans le progrès même du travail ». Il est intéressant de remarquer que réciproquement dans certains cas, chez des paraplégiques où l'accouchement s'est fait spontanément, malgré l'absence de contractions abdominales, il y a eu relâchement des muscles du périnée.

Ces données nous paraissent importantes pour notre sujet. L'expression est faite en effet dans les meilleures conditions, quand la partie fœtale est sur le périnée, quand il y a début d'ampliation du périnée postérieur, que l'anus commence à devenir béant. Son action a donc une marche parallèle à celle de la contraction abdominale elle-même.

Celle-ci agit dans la période d'expulsion; chaque contraction utérine s'accompagne d'une contraction abdominale à cette période, et la contraction utérine disent, Schrœder et Stratz (1), agit indirectement en provoquant la contraction abdominale dont seule dépend l'expulsion ; aussi faut-il régler celle-ci, la renforcer et éventuellement la remplacer, et pour cela essayer d'abord de réveiller la contraction utérine par des frictions sur l'abdomen, des frictions sur les ligaments ronds (Schrœder et Stratz). Plus rarement, par une pression qui fait rouler sous les doigts les ligaments ronds, on peut provoquer une contraction utérine. « La véritable action de l'utérus pendant l'expulsion est d'entretenir et de régler la contraction abdominale qui augmente davantage sous l'action réflexe qu'elle ne pourrait le faire sous l'action volontaire (Werth (2) ». Si la contraction abdominale n'est pas

---

(1) Schroeder u. Stratz, in der Schwangere und Kreissende Uterus von K. Schroeder. Bonn, 1886, p. 109.
(2) Werth. Die Druckkräfte bei der Geburt., in Müller's. Handbuch der Geb., I, p. 342.

réveillée, il faut, disent ces auteurs, appliquer le forceps, qui agit dynamiquement: nous ajouterons qu'on devra auparavant, essayer l'expression du fœtus qui elle aussi agira dynamiquement et à la fois mécaniquement.

Il nous reste à savoir, si, dans cet emploi de la méthode d'expression, nous pouvons déployer une somme de forces aussi considérable que dans les tractions avec le forceps, une force suffisante pour expulser le fœtus sans dommage pour lui ou pour la mère. Pour cela les mesures qu'on a faites de l'intensité des contractions abdominales et utérines nous seront très précieuses.

Nous avons tenté nous-même de mesurer la contraction abdominale et comparativement la force déployée par l'expression. Les recherches sur ce point sont très délicates; les méthodes directes et indirectes sont d'un emploi aussi difficile les unes que les autres et nous n'avons pu, à notre grand regret, arriver à des résultats concluants.

Nous rapporterons donc ici, brièvement, les recherches faites pour chiffrer l'intensité des contractions, et nous en déduirons plus tard celle de l'expression.

Sans nous arrêter aux résultats exagérés, probablement par expérimentation vicieuse auxquels ont abouti Tristram Shandy qui affirme que l'enfant est expulsé avec une force de 213 kilogrammes, et Haughton (1) qui, calculant l'effet utile que peut produire chaque centimètre de tissu musculaire et faisant le total, trouve 262 kilogrammes, nous voyons qu'on a eu recours à deux méthodes principales ; une indirecte qui calcule la force nécessaire pour rompre les membranes de l'œuf et la considère comme représentant approximativement l'intensité des contractions (Poppel, Matth. Duncan, Ribemont): la seconde qui a recours au calcul direct à l'aide d'appareils

____

(1) Ces deux auteurs sont cités dans le travail de POULLET, Du tocographe. *Arch· de tocologie*, février 1880, p. 65.

(tocodynamomètres ou tocographes) et appliquée surtout par Schatz, Poullet, Polaillon, Westermark.

Poppel (1) qui le premier a eu l'idée de l'emploi de la méthode indirecte trouve comme chiffre maximum $9^{kgr},876$; comme chiffre minimum $2^{kgr},134$; comme chiffre moyen $6^{kgr},162$. Il en conclut que dans un accouchement normal, spontané, l'enfant est expulsé par une force de 2 kilogrammes à $9^{kgr},500$.

Quelques années plus tard Matth. Duncan (2) entreprit, avant de connaître les recherches de Poppel, une série d'expériences faites également dans le but de montrer que « la même force qui détermine la rupture de la poche des eaux serait suffisante pour déterminer l'accouchement. » Il a calculé que la résistance des membranes au niveau d'un orifice de 112 millimètres de diamètre était en moyenne de $7^{kgr},587$ et variait de 2 kilogrammes à $18^{kgr},250$.

M. A. Ribemont (3) a évalué également la force des contractions utérines que l'on peut considérer comme ayant suffi à expulser le fœtus dans le cas où la rupture de la poche des eaux ne s'est produite que quelques instants (5 à 15 minutes) avant l'expulsion du fœtus. La résistance des membranes a été en moyenne de $11^{kgr},178$; minimum de $7^{kgr},125$ et maximum de $17^{kgr},301$.

Lahs (4) s'élève contre cette méthode, en montrant que le liquide amniotique qui se trouve en avant de la tête n'a pas besoin d'être soumis à la même presssion que le contenu de l'utérus. Il est en effet rare que la force qui fait

---

(1) Poppel. Ueber die Resistenz der Eihaüte, ein Betrag zur mekanik der Geb. *Monatsschrift für Geburtsk.*, Bd. XXII (1863).

(2) Matth. Duncan. Sur le mécanisme de l'accouchement normal et pathologique. Traduit de l'anglais par le Dr P. Budin (1876).

(3) A. Ribemont. Recherches expérimentales sur la résistance et le mode de déchirure des membranes de l'œuf humain. *Archives de tocologie*, novembre 1879, p. 641.

(4) D'après Schroeder. Traité d'accouchements, p. 142.

rompre les membranes soit suffisante pour amener l'expulsion du fœtus; et il y a dans tous ces chiffres ainsi que le remar- quent Tarnier et Chantreuil (1) une variabilité qui certaine- ment dispose peu à en tirer des conclusions pratiques.

Par des expériences mieux dirigées, par des mesures directes à l'aide de l'appareil qu'il appelle le tocodynamomètre, Schatz(2) trouve que la pression due à la tonicité de l'utérus et des muscles abdominaux, soit pendant la grossesse, soit pendant le travail, dans l'intervalle des contractions est de 5 millimètres de mercure. A la fin de l'accouchement la pression par les con- tractions utérines et abdominales variait de 80 à 250 millimè- tres. Enfin la force nécessaire pour l'expulsion du fœtus serait de $8^{kgr},500$ à $27^{kgr},500$.

Ainsi que le dit Schrœder, la méthode de Schatz ne donne pas seulement la mesure de la pression utérine, mais bien, celle de toutes les forces qui concourent à l'accouchement.

Pour dissocier la mesure de l'intensité des contractions utéri- nes et celle des contractions abdominales, Poullet (3) imagina le tocographe; introduisant un ballon de caoutchouc dans le vagin, un autre dans le rectum au-dessus de la tête fœtale, et se servant de deux manomètres il évalue d'une part l'intensité de l'ensemble des forces expulsives, d'autre part l'intensité des contractions abdominales.

Pour la première, il est arrivé à des résultats sensiblement égaux à ceux de Schatz; il trouve, en effet, que la force maxima d'expulsion serait de 25 k. représentés par 23 millimètres de mercure. « Si on opposait, dit-il, à la sortie de la tête une colonne de mercure de 23 millimètres on neutraliserait les plus grands efforts de la nature et on s'opposerait à tout accou-

---

(1) Tarnier et Chantreuil. L'art des accouchements, t. I, p. 588.
(2) Schatz. *Archiv. für gynækòl.*, 1873, Bd. III, p. 58.
(3) Poullet. Du tocographe. *Archives de tocologie*, février 1880, p. 65.

chement ». Duncan aurait d'ailleurs, toujours réussi en exerçant une pression de $22^{kgr},500$.

Les tracés de la contraction abdominale établis par Poullet
permettent de constater que, les muscles de l'abdomen
équilibrent une part considérable de la colonne mercurielle sou-
levée par l'ensemble des efforts. Il ne la traduit pas en
chiffres.

Mais il fait remarquer qu'on peut augmenter la pression en
superposant deux forces au lieu d'en faire une plus énergique ;
il dit : « j'espère pouvoir par dessus la force abdominale, dans
une ceinture contenant tout l'abdomen et le bassin, établir à
l'aide d'un fluide comprimé une pression suffisante pour intervenir dynamiquement d'une façon efficace et méthodique. Un
fluide comprimé tout autour du ventre me paraît une intervention plus rationnelle et plus efficace que les pressions opérées à
l'aide des mains. »

C'est là, nous le dirons, une méthode d'expression indirecte
dont le principe est déjà ancien : car elle fut employée, nous
l'avons vu sous forme de compression par une bande de toile
entourant l'abdomen. Mais il était intéressant de la signaler dès
à présent, car elle est une preuve que la méthode d'expression
imaginée par la clinique est rationnelle au point de vue expé-
rimental.

Cette mensuration de l'intensité des contractions abdominales a encore été faite par notre excellent maître, M. Polaillon (1).

Dans une étude où il reprend pour le muscle utérin ce qui
avait été fait pour le muscle cardiaque, afin de savoir quelle
est la forme et la nature de la contraction utérine, quels phénomènes l'accompagnent et quelle est la puissance de l'utérus,

---

(1) POLAILLON. Sur divers points de la physiologie du muscle utérin. *Academie
de méd.*, 27 janvier 1880 ; *Archives de locol.*, 1880, p. 116.

M. Polaillon évalue la pression intra-utérine à 35 millimètres de mercure, et conclut qu'elle dépend pour un tiers de la pression des muscles qui entourent la cavité abdominale et pour les deux tiers de l'utérus lui-même.

La pression des muscles abdominaux se traduit, d'après Westermark (1), pendant l'expulsion, par des variations de la pression totale. La pression utérine pendant l'intervalle des contractions s'élèverait dans certains cas à 70, 80 millimètres de mercure ; en général, elle est de 40 millimètres. Pendant les douleurs expultrices. l'action des muscles abdominaux se montre sous la forme de variations courtes de la pression s'élevant jusqu'à 400 millimètres de mercure.

Tous ces divers résultats, soit de la méthode indirecte, soit de la méthode directe. s'ils paraissent peu concordants entre eux, nous prouvent néanmoins que la contraction abdominale joue un rôle essentiel dans l'ensemble des forces de la parturition, qu'elle a une grande part dans la pression totale, M. Polaillon dit un tiers, environ huit à dix kilogrammes ; or il est certain que dans les efforts violents de l'expulsion les résultats expérimentaux se trouvent souvent dépassés, sans qu'en général il en résulte un dommage pour les parties molles de la mère ou le bassin et ses articulations.

Nous croyons difficile d'égaler cette pression par les manœuvres d'expression et de donner une force suffisante pour produire des lésions chez la mère ou l'enfant. La seule recherche faite dans ce sens, et qu'on trouve dans une observation de Kristeller, a prouvé que par pression on avait déployé une force d'environ 8 kilogrammes. Ce résultat, bien qu'approximatif, est bien au-dessous de celui de l'accouchement spontané, indiqué par les expérimentateurs. Nous le discuterons en parlant de l'action de l'expression sur les tissus de la mère et sur le fœtus.

---

(1) Westermark. Recherches expérimentales sur les contractions utérines dans l'accouchement physiologique. *Skand Archiv. f. Physiologie*, 1893, p. 331, in *Rev. des Sciences méd.*, t. 42, p. 566.

DU MANUEL OPÉRATOIRE DE L'EXPRESSION

Nous diviserons, avec notre maître M. Bonnaire, l'expression, en expression directe quand on la pratique à l'aide des mains, et en expression indirecte quand elle est faite sans les mains.

La première est connue, et elle n'a subi dans son application que des modifications légères, depuis la description qui en fut donnée par Kristeller.

La seconde a été déjà faite par des bandages de corps entourant et comprimant l'abdomen ; mais un autre mode d'expression du fœtus, d'auto-expression pour ainsi dire, non décrit jusqu'à présent, est celui que produit la parturiente elle-même dans la position dite de la taille. Cette expression indirecte, préconisée par M. Bonnaire, a l'avantage de n'entrer en action qu'au moment où les conditions favorables existent au maximum. Ce n'est, en effet, que dans la période d'expulsion, quand la partie fœtale qui se présente, va franchir le détroit inférieur, que la parturiente prend spontanément la position accroupie, position qui non seulement favorise les efforts de l'expulsion, mais encore élargit le détroit inférieur. Il suffira d'exagérer cette position, comme nous le verrons, pour faire à la fois de l'expression et agrandir davantage le détroit inférieur.

Dans un premier chapitre nous décrirons l'expression directe à laquelle nous rattacherons nos recherches sur le mannequin, sur ce que nous appelons, avec M. Bonnaire, l'expression combinée.

Le deuxième chapitre, après un exposé rapide de l'expression indirecte par le bandage de corps, contiendra les résultats de nos recherches sur l'expression dans la position dite de la taille.

Expression directe. — Dans son travail de la Monatsschrift für Geburtskunde, que nous avons déjà cité, Kristeller décrit le manuel de l'expression. « Il faut, dit-il, faire coucher la femme sur le dos et se placer à côté de son lit, après avoir exactement délimité par le palper et la percussion la forme de l'utérus, l'isoler des organes avoisinants en écartant les anses intestinales ; quand il est trop en avant ou trop de côté, on le poussera dans l'axe du détroit supérieur, puis on le saisira avec des mains sèches, dont le bord cubital sera dirigé vers le bassin et la face palmaire appliquée sur le fond ou sur les côtés de l'utérus, mais seulement sur sa moitié supérieure.

« Le pouce devra rester sur la face antérieure. Puis, rapprochant les uns des autres les doigts qui étaient plus ou moins écartés, on cherchera autant que possible à les faire passer en arrière de l'utérus. Les mains devront être à égale hauteur et non pas, comme dans la méthode de Wigand, placées l'une plus haut que l'autre.

« On pressera alors légèrement les parois abdominales contre l'utérus à l'endroit saisi ; puis, maintenant toujours les mains à la même place, on exercera une pression légère qu'on augmentera graduellement ; après avoir continué cette pression un certain temps, il faut la diminuer peu à peu.

« Les pressions sur le fond de l'utérus doivent être dirigées de haut en bas, tandis que celles sur les parois latérales convergeront vers l'axe de l'organe de la gestation. »

Si Kristeller opère indifféremment pendant ou en dehors de la contraction, si dans son traité, Schroeder (1) est également

---

(1) K. Schroeder's. Lehrbuch der Geburtshülfe, 12e édit. Bonn, 1893, p. 315.

d'avis que la poussée de l'expression agit à la façon de la contraction abdominale et peut la remplacer, la plupart des accoucheurs n'interviennent que pendant la contraction.

Strassmann (1) exprime avec la contraction ; s'il n'y en a pas, il cherche à en provoquer par des frictions sur la zone utérine. Dans l'intervalle des contractions, il laisse une main sur le fond de l'utérus pour empêcher l'élasticité du plancher pelvien de refouler la tête ; il reprend l'expression à la contraction suivante.

Bidder (2) exprime également pendant la contraction. Il opère avec une seule main, l'autre restant libre pour contrôler par le toucher les progrès de la partie fœtale qui se présente. La direction de la pression dépend, d'après lui, de la courbure de la colonne vertébrale.

Pour Breisky (3) l'expression a plutôt une action mécanique qu'une action dynamique ; malgré cela il lui paraît utile d'attendre la contraction pour faire l'expression. Il conseille de saisir l'utérus le plus complètement possible pour empêcher son déplacement, d'avancer avec les mains appliquées sur l'utérus à mesure que le fœtus lui-même avance, pour le pousser vers le col.

Nous avons, M. Bonnaire et nous-même, toujours fait la foulée d'expression pendant la contraction ; il est à remarquer, d'ailleurs, que très souvent l'absence de contractions, un utérus flasque rendent l'expression impossible comme nous avons pu nous en convaincre dans nombre de cas dans lesquels le forceps a ainsi été rendu indispensable.

A la maternité de Lariboisière, il n'a jamais paru nécessaire d'endormir la parturiente pour faire de l'expression. Kristeller, Strassmann préfèrent opérer sous chloroforme ; mais la dou-

---

(1) Strassmann. *Archiv. für gynækol.*, 1895, p. 124.
(2) Bidder. *Loc. cit.*, p. 241.
(3) Breisky. *Loc. cit.*, p. 121.

leur est toujours tolérable. L'expression exagère à peine la douleur de la contraction.

Pour exprimer le fœtus, nous nous plaçons à côté de la parturiente, à la hauteur du thorax. La vessie et le rectum sont préalablement évacués. Les contractions sont-elles espacées, nous cherchons à les provoquer par des frictions abdominales, qui ont l'avantage d'apprivoiser peu à peu la femme et de la préparer à la pression des mains. Dès le début de la contraction, avant la douleur, nous empaumons le fond de l'utérus, les mains largement étalées l'une à côté de l'autre ; sans chercher comme Kristeller, comme Breisky, à passer en arrière sur la face postérieure de l'organe, nous pressons de haut en bas et un peu en arrière vers la base du sacrum ; en même temps la femme fait des efforts et pousse d'autant plus volontiers qu'elle sent qu'on l'aide et qu'on lui fait espérer une délivrance rapide. Nous nous arrêtons en même temps que la contraction, à moins que la partie fœtale étant à la vulve, il suffise d'un supplément de pression pour l'expulser. Dans ce cas, sans attendre la suivante, nous prolongeons la contraction pour éviter une nouvelle fatigue à la femme. Ce prolongement de la contraction par l'expression est d'autant plus facile et suivi de succès, que la femme est pluripare et surtout multipare. Même il nous a permis d'accoucher de grandes multipares avec une seule contraction que l'expression prolongéait jusqu'à l'expulsion du fœtus. Elle avait dans ces cas une action essentiellement mécanique.

La durée de l'expression dans nos observations a été au maximum de 15 à 20 minutes ; le plus souvent de 10 à 12 minutes, souvent beaucoup moins ; l'espace de temps qui séparait une foulée de la suivante était le même que pour les contractions. Strassmann dit qu'en 10 à 15 minutes on peut se rendre compte si l'expression suffit à achever l'accouchement ou s'il faut employer le forceps. C'est, nous semble-t-il, une moyenne un peu arbitraire. Les premières foulées peuvent déjà nous indiquer si l'expressiou agira ou non. Si trois ou quatre foulées d'expression n'ont pas fait progresser le fœtus, surtout s'il y avait indication à terminer rapidement l'accouchement, nous remplaçons l'expression par le forceps.

La réussite de l'expression nous a paru liée, pour une faible part, à la force déployée. Comme nous l'avons déjà dit au chapitre précédent, il est difficile de la calculer. Kristeller a tenté de le faire dans une de ses observations. Il s'agissait d'un rétrécissement du bassin ; l'expression n'avait donné aucun résultat ; le forceps seul, aucun également (forceps à dynamomètre de Kristeller qui marquait un effort de 18 kilogrammes). En combinant l'expression et l'extraction on put extraire la tête quand le dynamomètre du forceps marquait 10 kilogrammes. L'expression avait dans ce cas fourni une force d'au moins 8 kilogrammes ; cette donnée est peu rigoureuse, car les manipulations externes avaient réveillé les contractions dont il n'est pas tenu compte.

La force déployée par l'expression est certainement plus grande en moyenne ; la paroi abdominale et le muscle utérin supportent, nous l'avons vu, des pressions élevées. Dans ses recherches, Kosminsky (1) fait remarquer qu'une pression moyenne qui renforçait simplement la pression abdominale était plus efficace qu'une pression forte sur le fœtus. C'est également ce qui résulte de nos observations. A la maternité de Lariboisière il a toujours été facile à la sage-femme de garde de faire l'expression dans les meilleures conditions ; une force moyenne est donc suffisante. Peut-être faut-il l'attribuer à ce que l'expression maintient le fœtus dans la position la plus favorable pour empêcher une déperdition de la force employée. Elle laisse par exemple le sommet fléchi, ce que ne fait pas toujours le forceps dans l'extraction.

---

(1) Kosminsky. Ueber Expressio fœtus. Przeglad lekarski, 1898, n°ˢ 45 et 46. Analysé in *Centralblatt für gynäkol.*, 1900, n° 2, p. 72.

Nous avons pratiqué l'expression dans presque toutes les positions qui servent aux accouchements spontanés ou dystociques. C'est ainsi que nous l'avons faite dans la position latérale quand il était impossible à la femme d'être couchée horizontalement.

Elle est également facile dans ces deux positions de la femme ; le manuel opératoire est le même.

La position dite de Walcher et à plus juste titre de Crouzat-Walcher avait été peu employée, associée aux manœuvres d'expression. Seul Strassmann dit l'avoir essayée, mais ce n'est que dans l'expression de la tête première (méthode de Hofmmeier) dont nous parlons plus loin (page 70). Il croit qu'il serait indiqué de la combiner avec l'expression pour presser la tête dans le bassin, s'il était prouvé qu'elle augmente le diamètre transverse du détroit supérieur. Il en a eu quelques résultats, mais seulement pour enfoncer davantage la tête dans l'excavation et faciliter une application de forceps, jamais pour l'amener jusque sur le plancher périnéal.

Walcher (1) dans son rapport au Congrès international de gynécologie et d'obstétrique tenu à Amsterdam en août 1899, revient également sur les avantages qu'on peut retirer de la position d'hyperextension dans l'expression de la tête première. « Dans un bassin modérément rétréci, dit-il, avec contractions faibles et où l'engagement de la tête ne se fait pas, on peut mettre la femme de temps en temps dans la position à jambes pendantes et presser la tête dans l'excavation, selon la proposition de Hofmeier. »

Dans les cas où nous avons essayé, M. Bonnaire et nous, de faciliter l'expression du fœtus par la position de Crouzat-Walcher, nous n'en avons tiré aucun avantage. Et cela sans doute pour les deux raisons suivantes :

____

(1) G. WALCHER. De la mobilité des articulations pelviennes et de l'influence de l'attitude de la femme sur la capacité des divers étages du bassin, in *Presse méd.*, 16 août 1899, p. 89.

Dans nos expressions la partie fœtale était presque toujours engagée, l'expression agissant, nous l'avons dit, surtout en période d'expulsion. Et de plus, l'expression eût-elle même été pratiquée au détroit supérieur, pouvons-nous attendre beaucoup d'une position qui augmente le diamètre promonto-pubien minimum de 3 à 5 millimètres seulement (Bonnaire et Bué (1) malgré les assertions contraires de Walcher, Léopold et Wehle.

Si la position jambes pendantes a peu d'avantages elle présente par contre quelques inconvénients. Outre la difficulté d'exprimer en hyperextension, il serait nécessaire d'avoir une table d'opération spéciale pour donner à la femme la position de Trendelenburg. Nous avons en effet été, pendant notre année d'internat à la maternité de Lariboisière, témoin d'un fait qui aurait pu être fatal pour la parturiente. Dans un cas de bassin rachitique aplati, où l'accouchement avait été provoqué, M. Bonnaire tenta, sous chloroforme, une application de forceps au détroit supérieur sur la tête en présentation du front. Les tractions modérées, mais soutenues, étant demeurées sans résultat, il fit mettre la femme en position de Crouzat-Walcher. Le manque de table spéciale nous obligea à la placer au bord du lit et à la soutenir par les épaules et le thorax pour l'empêcher de glisser, entraînée par le forceps. Elle eut subitement une syncope en rapport avec la pression qu'on avait été obligé d'exercer sur le thorax pour la maintenir. Nous fîmes de suite la respiration artificielle et des tractions rythmées de la langue et la malade put être ranimée.

Enfin nous avons pratiqué l'expression en position de la taille. Comme elle fait partie, pour nous, des procédés d'expression indirecte, nous y reviendrons ultérieurement (page 56).

---

(1) BONNAIRE et BUÉ. Rapport au Congrès d'Amsterdam, août 1899. Voir *Presse médicale*, 1899, p. 69.

Nous désirons compléter ce chapitre de l'expression directe par ce que nous appelons l'expression combinée.

Expression combinée. — Sous ce nom, nous désignons une manœuvre dont le but est de faire par expression l'engagement dans les bassins rachitiques aplatis.

On sait, que si dans les bassins modérément aplatis (de 11 à 9 centimètres et demi) le mécanisme de l'accouchement diffère peu de l'évolution normale, il est plus complexe à mesure que le diamètre promonto-pubien devient plus petit (1). La tête pour s'engager, se défléchit alors légèrement, présentant au D. promonto-pubien un diamètre plus petit que le D. bipariétal, et de plus, tournant sur son axe occipito-frontal elle engage les bosses pariétales l'une après l'autre : l'engagement est asynclitique. On a discuté quel était le pariétal qui s'abaissait le premier. Si Michaelis, Litzmamn, Naegelé admettent que c'est le pariétal antérieur, en France, avec Tarnier, on sait que la tête s'incline d'abord sur son pariétal postérieur, et que ce n'est qu'après l'engagement de ce dernier que le pariétal antérieur descend dans l'excavation ; la descente de la tête s'achevant dès lors en attitude synclitique.

Quand la tête est inclinée sur son pariétal postérieur, on peut trouver au niveau de l'hypogastre soit un sinus répondant à la gouttière formée par le rapprochement du pariétal et de l'épaule tournés en avant, soit encore une voussure qui déborde en avant, l'arc antérieur du bassin, immédiatement au-dessus du pubis. Elle est constituée par le pariétal antérieur remonté au-dessus du plan du détroit supérieur pendant la période de descente du pariétal postérieur.

C'est pour favoriser l'engagement du pariétal antérieur ainsi placé, dans quelques cas pour le provoquer, que nous croyons avec M. Bonnaire, pouvoir proposer une application nouvelle de

---

(1) BONNAIRE. Vices de conformation du bassin, in TARNIER et BUDIN. Traité de l'art des accouchements, t. III, p. 80.

la méthode d'expression du fœtus, bien que l'expression simple sur le fond de l'utérus, nous ait cependant suffi une fois à engager la tête et à faire l'accouchement dans un bassin aplati (Obs. 46).

Les résultats que nous apportons sont ceux d'une expérimentation insuffisante, nous ne l'ignorons pas ; nous désirons plutôt poser la question que la résoudre, car nous n'avons eu ni le temps ni l'occasion d'appliquer les manœuvres combinées à la parturiente. Nous espérons pouvoir apporter plus tard une nouvelle contribution personnelle à la méthode.

Elle n'a rien de commun avec celle de Hofmeier, que nous exposons plus loin, et dont le but est d'exprimer la tête première, mobile au-dessus du détroit supérieur, dans un bassin normal ou vicié. Nous avions été frappé des difficultés de l'expression dans les bassins aplatis. On sait, d'autre part, celles du forceps dans les mêmes conditions, l'impossibilité fréquente d'une saisie régulière de la tête ou de son extraction par un instrument qui souvent contrarie les efforts de la nature. Il serait donc important, soit de pouvoir terminer l'accouchement sans forceps, soit de favoriser son application en mettant la tête dans de meilleures conditions d'engagement et de synclitisme, soit enfin de savoir par la possibilité d'abaisser le pariétal antérieur, si l'accouchement lui-même peut se terminer sans intervention nouvelle.

Ce qu'on avait essayé de produire par les leviers de diverses espèces, nous l'avons tenté par l'expression. Celle-ci, faite sur le siège du fœtus a, comme nous l'avons dit, une direction générale de haut en bas et un peu en arrière, suivant une ligne qui se termine vers la base du sacrum ; une partie de la force se perd donc sur la colonne vertébrale. Une nouvelle force appliquée sur le pariétal antérieur saillant à travers la paroi abdominale, force dirigée en bas et en arrière devait donc ajouter son action à celle de la première ; en un mot, la résultante produite par ces deux composantes était supérieure à la première d'entre elles.

Expérience I. — N° de l'observation 170. — Poids du fœtus ; 2 220. Bi. P. = 8. Bi. T. = 7 Occ. Fr. = 9,5.

Mannequin Budin–Pinard. Bassin de 8ᶜ,7 déduction faite.

1° La tête est au détroit supérieur, en partie défléchie, inclinée sur son pariétal postérieur. Un aide fait sur le siège des pressions dirigées vers la base du sacrum. En même temps nous exerçons une pression moyenne sur le pariétal antérieur. Nous arrivons assez facilement à engager la tête et à l'amener synclitique dans l'excavation ;

2° Mêmes dispositions du bassin et du fœtus.

Application du forceps Tarnier en transverse ; on engage la tête par inclinaison sur son pariétal postérieur.

L'engagement est aussi facile que par expression.

Pas de lésion manifeste sur la tête fœtale.

Expérience II. — Même fœtus que pour l'expérience I.

Mannequin Budin-Pinard. Bassin de 8 centimètres, déduction faite.

1° L'aide exprimant le siège, nous-même, agissons sur le pariétal antérieur pour engager la tête inclinée sur son pariétal postérieur. Ces tentatives d'expression combinée, faites avec une force croissante, restent sans résultat ;

2° Mêmes dispositions du bassin et du fœtus. Forceps Tarnier au détroit supérieur en application oblique. Le forceps fixe à peine la tête. En continuant les tractions on arrive à engager la tête, mais c'est au prix de lésions : enfoncement très accentué du pariétal postérieur, encoche sur le pariétal antérieur, faisant de cette application de forceps une véritable basiotripsie.

Expérience III. — Fœtus du poids de 2 250 grammes. — BiP = 8 — BiT = 7 — Occ. Fr = 10,2.

Mannequin Budin-Pinard. Bassin 8ᶜ,7, déduction faite.

1° L'expression par manœuvres combinées, la tête en flexion incomplète et inclinée sur son pariétal postérieur est facile ;

2° Forceps Tarnier au détroit supérieur en application oblique engage la tête sur son pariétal postérieur en produisant cependant un très léger enfoncement au niveau du promontoire, insuffisant cependant, croyons-nous, à mettre la vie de l'enfant en danger.

Expérience IV. — Même fœtus que dans l'expérience III.

Mannequin Budin-Pinard. Bassin 8°,3, déduction faite.

1° L'expression par manœuvres combinées, mécanisme des bassins aplatis, est impossible ;

2º Application du forceps Tarnier au détroit supérieur en oblique est également sans résultat.

Nous avons, dans ces expériences, pris des fœtus avant terme de préférence à d'autres plus âgés, pour faciliter les pressions et l'application du forceps.

De ces quelques expériences, que nous ne donnons, nous le répétons, qu'à titre d'indication, il nous paraît résulter que pour engager par expression, par manœuvres combinées, une tête fœtale dans un bassin aplati d'avant en arrière, il faut qu'il existe entre le bipariétal et le diamètre utile du bassin un écart de 5 à 6 millimètres en moyenne.

Comme l'application du forceps au détroit supérieur dans les mêmes conditions n'a été possible que si l'expression elle-même se trouve l'être, il faut pour elle des conditions identiques à celles que nécessite l'expression.

L'expression par manœuvres combinées dans les bassins aplatis, quand elle est possible, peut, soit engager la tête, soit indiquer qu'on peut faire une application de forceps non fœti-cide.

Expression indirecte. — Deux moyens, avons-nous dit, peuvent, à notre connaissance, permettre de faire une application indirecte de l'expression. Le premier par l'intermédiaire du bandage de corps, le second par la position dite de la taille. Le bandage de corps a déjà été employé par des peuplades de Californie, comme nous l'avons vu dans notre étude historique, pour presser le fœtus en bas pendant les contractions et empê-cher l'utérus de remonter après la contraction. Il a été recom-mandé par quelques auteurs dans le même but ; nous ne l'avons pas expérimenté nous-même.

Gessner (1) a vu dans plusieurs cas où échoua la méthode

---

(1) Gessner. Discussion à la *Société d'obstét. et gyn. de Berlin* de la commu-nication de Strassmann, in *Berliner klin. Wochensch..* 24 décembre 1894.

de Kristeller réussir quelquefois ce qu'il appelle la méthode de Hugo Schmidt, qui consiste à entourer l'abdomen d'un drap dont on serre les extrémités pendant la contraction utérine.

M. Rivière (1) a préconisé le même moyen d'expression indirecte, qui agit surtout en cas d'éventration. Le bandage de corps, suffisamment serré, double la paroi abdominale, et ramène l'utérus dans l'axe du bassin. Il cite six observations dans lesquelles l'éventration fut compensée par un bandage abdominal qui hâta la dilatation.

Pour rendre l'application de l'expression moins fatigante pour l'opérateur, Kosminski (2) a fait faire une longue ceinture de flanelle, dont les extrémités s'entre-croisent sur l'utérus. La pression est pratiquée par deux personnes qui se tiennent de chaque côté de la parturiente, de sorte que ce sont moins les mains qui agissent que le poids du corps qui pèse sur la ceinture. Kosminski avertit qu'une longue pression de ce genre peut produire l'asphyxie ou même la mort du fœtus. La parturiente, elle, supporte facilement une forte pression ; jamais il n'y eut d'accident. Comme l'indiquent onze observations rapportées par l'auteur, il a toujours suffi d'une expression d'environ douze minutes pour accoucher la femme. Même quand la tête se trouvait élevée dans l'excavation il aurait suffi de quelques minutes pour l'expulser.

Nous rappellerons enfin que Poullet avait également essayé de superposer deux forces, en établissant, dans une ceinture entourant l'abdomen, à l'aide d'un fluide comprimé, une pression suffisante pour intervenir dynamiquement d'une façon efficace et méthodique et élever le niveau de la tension intra-utérine.

Position de la taille périnéale (3). — Il a été remarqué

---

(1) Rivière. *Journal de méd. de Bordeaux*, 3 juin 1894, p. 253.

(2) Kosminski. Ueber Expressio fœtus. Analysé in *Centralbl. für gynäkol.*, 1900, n° 2, p. 72.

(3) Nous avons largement mis à contribution pour l'étude de ce chapitre le rapport de MM. Bonnaire et Bué au Congrès d'obstét. et de gyn., tenu à Amsterdam en août 1899.

de tout temps qu'à la période d'expulsion, la parturiente prenait
instinctivement la position accroupie, rapprochant les membres
inférieurs de l'abdomen. Zaglas, Duncan, Rémy ont insisté sur
ce point. Ce dernier auteur a montré que la position de la taille
appliquait intimement la tête sur le plancher périnéal, et avait
ainsi pour effet de solliciter les contractions volontaires. Cette
action réflexe existe, nous l'avons déjà dit, toutes les fois que la
partie fœtale se trouve sur le périnée (Jacquemier). Or l'action
de l'expression est parallèle à celle de la contraction abdominale ; l'expression réussit le mieux quand elle est faite en
période d'expulsion. La position de la taille favorisant l'expulsion devait donc théoriquement faciliter l'expression. C'est ce
qu'avait entrevu Schmidt (1), qui emploie cette position déjà
depuis huit ans dans les cas où la tête se trouve dans
l'excavation ou au détroit inférieur. Un aide fléchit un des
membres inférieurs ; l'accoucheur peut d'une main tenir l'autre
membre fléchi, et faire de l'expression sur le siège de l'enfant
avec la main libre. L'action favorable de cette posture se
démontre aisément. La tête, à la vulve, apparaît immédiatement sur une surface plus étendue qu'avant l'emploi de ladite
position. Mais l'efficacité est surtout évidente chez les multipares où la tête fœtale est encore dans l'excavation, car chez
elles l'accouchement se termine alors très rapidement.

« Dans ces conditions, dit Schmidt, les applications de forceps
sur la tête, dans l'excavation ou au détroit inférieur, deviennent
très rares. Ces résultats sont dus à l'expression faite sur la mère et
à l'élargissement du détroit inférieur par la position de la taille. »

Cette dernière assertion de Schmidt manquait de preuves expérimentales. Ce sont elles que MM. Bonnaire et Bué ont exposé
dans leur rapport. De leurs recherches il résulte, et nous avons

---

(1) Schmidt. La position de la taille pendant le travail. *Centralbl. für gynäkol.*,
1897, p. 1394. Analysé in l'*Obstétrique*, 1898, p. 67.

pu nous en assurer nous-même, que dans la position de la taille, genoux vis-à-vis les épaules, on obtient en moyenne, une augmentation de 16 à 18 millimètres du diamètre bi-ischiatique. Cette augmentation est maxima quand les genoux sont maintenus vis-à-vis des épaules ; elle est moindre en adduction ou abduction des genoux. Cette conclusion est importante pour notre étude.

Comme Schmidt, nous avons à la maternité de Lariboisière souvent associé l'expression et la position de la taille quand la partie fœtale était sur le périnée. Toujours nous en avons eu de bons résultats soit pour le siège, soit pour la tête ou les épaules. Mais il nous a semblé qu'on pouvait faire mieux et réduire le nombre d'aides au minimum en transformant la position de la taille elle-même en mode d'expression.

Pour cela, la femme étant couchée horizontalement, un aide fléchit les membres inférieurs au maximum, de façon à mettre en rapport intime la face antérieure des cuisses et la face antérieure de l'abdomen. Il saisit les genoux et applique ainsi fortement les membres inférieurs contre l'abdomen. La parturiente, elle-même, accepte assez facilement de prendre un point d'appui avec ses mains sur ses genoux ; elle s'aide ainsi triplement : elle a un point d'appui pour faciliter l'effort, elle élargit le détroit inférieur, elle fait de l'expression du fœtus en maintenant en même temps l'utérus dans l'axe du détroit supérieur. Les genoux ramenés vis-à-vis des épaules rendent l'expression plus facile et, nous l'avons dit, élargissent au maximum le détroit inférieur.

Il était intéressant de rechercher, si cette expression indirecte agissait seulement quand la position de la taille elle-même pouvait être utilisée, c'est-à-dire en période d'expulsion, ou si elle était capable d'engager la tête mobile au détroit supérieur ou de la faire progresser dans l'excavation. Nous avons fait ces recherches sur 12 femmes du dortoir ou de la consultation des femmes enceintes à la maternité de Lariboisière.

Nous avons cherché l'action de l'expression indirecte par la position de la taille, en mesurant successivement dans la position horizontale, puis dans celle de la taille : la circonférence de l'abdomen, au niveau de l'ombilic et la hauteur de l'utérus ; en examinant les changements de position de l'axe de l'utérus dans les deux cas ainsi que ceux de la partie fœtale engagée.

Expérience I. — 12 *février* 1900. — I pare. Dernières règles 31 juillet 1899. Grossesse de 7 mois environ. Tête mobile au-dessus du détroit supépieur. Bassin normal. Pas de travail.

	Position horizontale.	Position de la taille.
Circonférence abdominale. .	89 centimètres.	88 centimètres.
Hauteur de l'utérus. . . .	21 —	21 —
Axe de l'utérus.	médian.	médian.

La tête est fixée au détroit supérieur.

Expérience II. — 12 *février* 1900. — VI pare. Deux accouchements avant terme ; trois à terme. Dernières règles fin mai 1899. Grossesse de 8 mois et demi.

Sommet engagé en OIGA. Bassin normal. Pas de travail.

	Position horizontale.	Position de la taille.
Circonférence abdominale. .	111 centimètres.	112 centimètres.
Hauteur de l'utérus. . . .	34 —	34 —
Axe de l'utérus.	à gauche de la ligne médiane, légère antéflexion.	redressé

Au toucher dans les deux positions aucune progression de la tête.

Expérience III. — 16 *février* 1900. — II pare. 1er accouchement spontané à terme ; grossesse de 8 mois et demi.

Sommet engagé en OIGA. Bassin normal.

	Position horizontale.	Position de la taille.
Circonférence abdominale. .	83 centimètres.	84 centimètres.
Hauteur de l'utérus. . . .	27 —	26 —
Axe de l'utérus.	dans l'axe du bassin.	pas de changement.

Au toucher le col est en voie d'effacement, entr'ouvert légèrement.
Dans la position de la taille la tête progresse un peu.

Expérience IV. — 19 *février.* — II pare, 1ᵉʳ accouchement spontané à terme.

D. R. 16 avril. Sommet engagé en OIGA.

Bassin normal. Début du travail.

	Poistion horizontale.	Position de la taille.
Circonférence abdominale. .	109 centimètres.	108 centimètres.
Hauteur de l'utérus. . . .	31 —	29 —
Axe de l'utérus.	dans l'axe du bassin.	idem.

Toucher. Col effacé, dilatation de 5o cent. Membranes intactes. La tête progresse un peu dans l'excavation, dans la position de la taille.

Expérience V. — 19 *février.* — II pare. 1ᵉʳ accouchement spontané à terme.

D. R. fin mai. Sommet au détroit supérieur en gauche. Bassin normal.

	Position horizontale.	Position de la taille.
Circonférence abdominale. .	86 centimètres.	86,5 centimètres.
Hauteur de l'utérus. . . .	28 —	29 —
Axe de l'utérus.	axe du bassin.	idem.

Au toucher, col long fermé.

Dans position horizontale la tête est fixée au Détroit sup.

Dans position taille elle s'élève au-dessus du Détroit sup.

Expérience VI. — 19 *février.* — I pare. Près du terme. Présentation du sommet fixé en gauche.

	Position horizontale.	Position de la taille.
Circonférence abdominale. .	90 centimètres.	92 centimètres.
Hauteur de l'utérus. . . .	31 —	31 —
Axe de l'utérus.	médian.	idem.

Toucher, col en voie d'effacement, membranes rompues. Bassin normal. Tête reste immobile dans les deux positions.

Expérience VII. — 19 *février.* — I pare. D. R. 1ᵉʳ mai. Présentation du sommet engagé en gauche.

	Position horizontale.	Position de la taille.
Circonférence abdominale.. .	96 centimètres.	96,5 centimètres.
Hauteur de l'utérus. . . .	32 —	30,5 —
Axe de l'utérus..	dans l'axe du bassin.	idem.

Toucher. Col effacé. Dilatation de 1 franc.

Tête est immobile dans les deux positions.

Expérience VIII. — 25 *février.* — II pare. 1re grossesse terminée par un avortement. D. R. 15 juin.

Bassin normal. Sommet engagé en OIGA.

	Position horizontale.	Position de la taille.
Circonférence abdominale. .	84 centimètres.	82 centimètres.
Hauteur de l'utérus. . . .	31 —	30 —
Axe de l'utérus..	axe du bassin.	idem.

Toucher. Col effacé. Dilatation d'une petite paume de main. Membranes intactes. Tête progresse légèrement en position de la taille.

Expérience IX. — 8 *mars.* — D. R. 15 juin. Sommet engagé en OIGA.

	Position horizontale.	Position de la taille.
Circonférence abdominale. .	87,2 centimètres.	88 centimètres.
Hauteur de l'utérus. . . .	30 —	30,5 —
Axe de l'utérus..	axe du bassin.	idem.

Toucher. Col long, fermé. Pas de changement appréciable pour la progression de la partie fœtale engagée.

Expérience X. — 8 *mars.* — V pare. Accouchements antérieurs spontanés à terme. D. R. 8 juillet.

Tête fixée en droite. Bassin normal.

	Position horizontale.	Position de la taille.
Circonférence abdominale. .	86 centimètres.	86 centimètres.
Hauteur de l'utérus. . . .	29 —	29 —
Axe de l'utérus..	axe du bassin.	idem.

Toucher. Col de multipare. Tête élevée. Pas de changement appréciable au toucher.

Expérience XI. — 8 *mars.* — I pare. Grossesse de 8 mois environ. Utérus à gauche de la ligne médiane. Présent. du sommet fixé en gauche.

	Position horizontale.	Position de la taille.
Circonférence abdominale. .	85 centimètres.	86 centimètres.
Hauteur de l'utérus. . . .	23 —	21 —
Axe de l'utérus.	un peu à gauche de la ligne médiane.	dans l'axe du bassin.

Toucher. Col en voie d'effacement. Pas de changement dans les deux positions.

Expérience XII. — I pare à terme. Sommet engagé en OIGA.

	Position horizontale.	Position de la taille.
Circonférence abdominale.	85 centimètres.	86 centimètres.
Hauteur de l'utérus. . .	32 —	30 —
Axe de l'utérus. . . .	axe dans celui du bassin.	pas de changement.

Toucher. Col effacé. Dilatation de 2 francs. Membranes intactes. La tête progresse un peu en position de la taille.

Dans douze expériences faites avec la présentation du sommet soit mobile au-dessus du détroit supérisur, soit fixé au détroit supérieur, soit engagé, nous trouvons que 5 fois seulement il est survenu un changement dans la progression de la tête.

Une fois, expér. V, la tête était fixée au détroit supérieur. En mettant la femme en position de la taille, nous avons constaté par le toucher combiné au palper que la tête était remontée au-dessus du détroit supérieur.

Quatre fois il y a eu progression, peu sensible, il est vrai, de la tête engagée dans l'excavation. Toujours elle s'est produite quand la tête était profondément engagée et qu'il y avait début de travail :

Dans l'expérience III, le col était en voie d'effacement et entr'ouvert ;

Dans l'expérience IV, effacement du col et dilatation de 5o centimes ;

Dans l'expérience VIII, dilatation d'une petite paume de main ;

Dans l'expérience XII, dilatation de deux francs.

En résumé, quand la tête est fixée au détroit supérieur et qu'on place la parturiente en position de la taille, la tête peut être repoussée au-dessus du détroit supérieur, preuve directe que la position de la taille rend le détroit supérieur plus petit.

Quand la tête est profondément engagée et que la femme est en travail, mais non en période d'expulsion, la position de la taille fait progresser mais d'une façon peu sensible la tête dans l'excavation. En dehors du travail, son action est nulle.

Toujours, l'expression indirecte par la position de la taille périnéale, met l'axe de l'utérus dans la direction de l'axe du bassin.

En comparaison des services que rend l'expression indirecte par la position de la taille, quand la tête est sur le plancher périnéal, ceux qu'elle paraît donner lorsque celle-ci est plus élevée, sont peu appréciables.

L'action de l'expression indirecte par la position de la taille paraît maxima, quand le détroit inférieur est rétréci. Et à ce point de vue l'accouchement chez les cyphotiques est remarquable, surtout dans la cyphose pure, liée au mal de Pott, sans rachitisme. « Il y a, en effet, en ce cas, comme le remarque M. Bonnaire, une mobilité excessive du sacrum qui tient à ce que l'engrènement des surfaces articulaires est adultéré du fait de l'attraction de cet os en haut et en arrière. Les surfaces articulaires sont ainsi défigurées et s'emboîtent mal ; il y a un jeu anormal ».

L'observation suivante est, nous a-t-il semblé, très instructive pour l'action de l'expression indirecte par la position de la taille dans un bassin cyphotique lié au mal de Pott.

OBSERVATION I (personnelle). — *Cyphose angulaire de la région lombaire. Premier accouchement provoqué : Forceps. Deuxième accouchement provoqué : Expression indirecte.*

La nommée T..., plumassière, âgée de 20 ans, entre à la maternité de Lariboisière dans les premiers jours du mois de décembre 1899. Elle vient dans le service parce qu'elle est enceinte près du terme, et qu'on lui avait conseillé l'année précédente, où elle avait eu un accouchement dystocique, de revenir pour une nouvelle grossesse vers le huitième mois.

Elle n'a aucun antécédent héréditaire. Elle a marché à l'âge de 10 mois et a toujours bien marché. Elle a été réglée à 14 ans régulièrement.

A l'âge de huit ans, elle a eu un mal de Pott de la région lombaire. En 1896, abcès iliaque par congestion, incisé un peu au-dessus de l'articulation sacro-iliaque droite.

Elle est secondipare. La première grossesse date de l'année dernière.

Entrée dans le service en décembre 1898, M. Bonnaire avait provoqué chez elle l'accouchement à l'aide du ballon et de l'écarteur Tarnier. Après cinquante heures de travail, la femme se trouvant fatiguée, M. Bonnaire, achevant à l'aide de son procédé, la dilatation qui était d'une petite paume de main, malgré l'obstacle qu'opposait l'étroitesse de la vulve, fit une application de forceps en oblique sur la tête mal ossifiée. A l'aide de tractions soutenues, la tête franchit le détroit moyen, et la rotation faite, M. Bonnaire, pour extraire la tête et lui faire franchir le détroit inférieur, exécute des mouvements de godille pour faire passer l'une après l'autre les bosses pariétales.

L'enfant pesait 2 420 grammes ; il fut vite ranimé. Diamètres de la tête : O.M. = 12,4. — O.F. = 10,2. — S.O.B. = 8,6 Bi.P. = 8,8. — Bi.T. = 7,5.

Il meurt au bout de deux jours avec du sclérème. Il présente sur les joues des ecchymoses dues en partie au forceps et en grande partie à la pression des épines sciatiques.

A son entrée dans le service la parturiente est actuellement enceinte de huit mois et demi environ. Les dernières règles sont du 3 au 6 mars 1899.

Elle est de taille moyenne : aucun stigmate rachitique. Au niveau de la région lombaire, cyphose angulaire assez marquée ; à droite, au-dessus de l'articulation sacro-iliaque, cicatrice de l'abcès par congestion. Le bassin est un bassin cyphotique type, symétrique, en entonnoir. Mensuration : Diamètre sacro-sous-pubien, $9^{cm},5$. Diamètre bi-ischiatique dans la position obstétricale habituelle, 7 centimètres sans les parties molles. Dans la position de la taille périnéale, genoux vis-à-vis des épaules, on gagne 1 centimètre. Le bi-ischiatique a 8 centimètres sans les parties molles.

Le 15 décembre, se basant pour évaluer le volume de l'enfant sur celui du pied, palpé à travers la paroi utérine (la tête étant profondément engagée et impossible à mensurer), M. Bonnaire décide de provoquer l'accouchement. Le 16 décembre, à dix heures du matin, on met en place l'écarteur Tarnier avec une force de 700 à 800 grammes. A 4 heures du soir, la dilatation étant presque complète, nous enlevons l'écarteur. A 5 heures, la poche des eaux bombe à la vulve. M. Bonnaire la rompt artificiellement ; la tête est immobilisée dans l'excavation. Pour lui faire franchir le plus rapidement possible le détroit inférieur, nous mettons la femme en position de la taille forcée. Les cuisses sont en flexion sur l'abdomen pendant les contractions (en dehors des contractions pour ne pas fatiguer la femme, on laisse reprendre la position obstétricale habituelle). L'hyperflexion des cuisses les fait appuyer sur l'abdomen en pressant sur sa paroi antérieure. Dès que la parturiente est mise en position de la taille forcée, elle nous dit qu'elle sent que l'enfant descend et, en effet, en cinq minutes, la tête est à la vulve et expulsée en O.P. Nous maintenons la position de la taille pour le dégagement du diamètre bi-acromial qui se fait sans difficulté.

Délivrance naturelle et complète cinq minutes après l'accouchement.

Enfant : aucune trace des épines sciatiques sur la tête.

Poids, 2 500 grammes. — Diamètres de la tête, O.M. $= 12,1.$ — O.F. $= 10,8.$ — S.O.B. $= 8.$ — S.O.F. $= 8,3.$ — Bi.P. $= 8,4.$ — Bi.T. $= 7.$

L'enfant et la mère quittent le service en bon état.

ACTION DE L'EXPRESSION DU FŒTUS

Dans ce chapitre, nous allons examiner les conditions nécessaires pour l'expression du fœtus ; il nous sera ainsi facile de
discuter plus tard ses indications, ses avantages et ses conséquences.

L'expression du fœtus est faite, soit au début du travail, soit
pendant le travail.

Au début du travail elle constitue pour ainsi dire un acte préparatoire de celui-ci, soit qu'elle ait servi à la dilatation du col, à
la rotation d'une occipito-postérieure, ou à l'engagement de la
tête première d'après la méthode de Hofmeier.

Cette dernière méthode a d'ailleurs été employée pour l'accouchement proprement dit. On pourrait donc la ranger aussi dans
les cas d'expression du fœtus pendant le travail.

Pendant le travail, nous diviserons l'expression du fœtus
selon qu'elle est pratiquée seule ou associée à d'autres manœuvres obstétricales, en expression pure et expression de renfort
d'après l'heureuse dénomination de M. Bonnaire.

La première peut s'adresser soit à une partie, soit à la totalité du fœtus. Agissant sur une partie du fœtus, l'expression
pure (expression partielle) peut le faire soit sur la tête première,
c'est la méthode de Hofmeier, comme nous l'avons dit ; soit sur
la tête dernière, soit enfin sur la tête retenue dans l'utérus
après embryotomie.

Si elle agit sur le fœtus en totalité, nous la nommerons expression globale.

L'expression de renfort sera celle qui est associée aux tractions soit manuelles, dans la présentation du siège après ou sans version, soit instrumentales, par le forceps, auquel nous ajouterons les lacs. Ce sera encore celle qui aidera la basiotripsie, l'embryotomie, la symphyséotomie.

Expression du fœtus comme acte préparatoire du travail.

1° *Dilatation du col.* — Kristeller (1) avait déjà conseillé l'emploi de l'expression pour la dilatation du col. Il s'en est servi dans les cas de contractions spasmodiques du col, où la morphine aussi bien que le chloroforme ont échoué ; on a encore essayé dans ce cas des incisions ou le tamponnement, mais la cause même de la contracture supprimant les contractions, il croit préférable d'agir par l'expression pour les remplacer et mettre en rapport direct la partie fœtale engagée et le col.

Dans deux cas son procédé aurait parfaitement réussi. Dans les deux, le spasme du col était persistant et le travail n'avait fait aucun progrès pendant plus de 12 heures, bien que les douleurs fussent très pénibles : l'orifice était mince, tendu, sensible. Il fallut pour l'ouvrir une quinzaine de compressions espacées, d'environ trois à quatre minutes ; le diamètre de l'orifice qui n'était que de trois centimètres parvint de la sorte à six ; après quoi on laissa faire la nature et les accouchements se terminèrent dans de bonnes conditions.

Cette assertion de Kristeller n'a pas été admise par les auteurs qui ont étudié la question.

____

(1) KRISTELLER. Die Expressio fœtus. *Monatsschrift für Geburtskunde und Frauenkrankheiten*, 1867, p. 337.

Il est nécessaire, pense Breisky (1), qu'il n'y ait aucun obstacle au niveau du col pour permettre l'expression du fœtus. Il faut que l'orifice interne soit dilaté, soit par la partie fœtale engagée, soit par la poche des eaux ; qu'il n'y ait pas de rétraction de l'anneau de Bandl.

« Les conditions nécessaires pour l'expression du fœtus sont les mêmes que pour le forceps, dit Strassmann, bien qu'elles puissent être moins étroites pour la première. Le col doit donc être complètement dilaté. » Il n'emploie pas l'expression pour augmenter ou remplacer les contractions qui dilatent le col ; il croit inutile de le faire, si on ne se prépare pas à terminer immédiatement l'accouchement, car il serait impossible de prévoir la durée des pressions, et il faudrait craindre des accidents de la délivrance et la souffrance possible du fœtus.

« Quant à obtenir, dit Charpentier, la dilatation d'un col contracté spasmodiquement, la méthode de Kristeller va dans ce cas directement contre son but.

« Comment, on a déjà affaire à un col contracté spasmodiquement et l'on va chercher à augmenter encore l'activité utérine ?

L'antagonisme qui existe entre les fibres du col et du corps sera certainement invoqué par les partisans de la méthode, mais comme, du moment où l'on excite la fibre utérine, on n'est jamais sûr de limiter son action et que l'on s'expose ainsi à augmenter ce spasme, je crois qu'il y a là au contraire une contre-indication formelle, et loin de chercher à augmenter l'activité utérine, je m'efforcerai de la calmer par tous les moyens possibles ».

De nos observations il résulte également que le col doit être

---

(1) Breisky. *Correspondenz-Blatt für Schweizer Aerzte.* 1er mars 1875, p. 121.
(2) Charpentier. Note de la traduction du manuel d'accouchements de C. Schrœder, 1875, p. 248.

dilaté avant de commencer l'expression. Celle-ci agit en effet peu dans ces cas, à moins que le col ne soit pas résistant, chez une multipare par exemple, et que le fœtus soit petit, avant terme. Cependant si l'expression seule ne suffit pas à faire la dilatation, elle est souvent un auxiliaire précieux quand il y a indication à hâter l'accouchement. C'est ainsi, que dans une de nos observations, on a pu obtenir une dilatation rapide en associant l'expression au procédé de M. Bonnaire. Dans d'autres cas nous nous sommes servis de l'expression pour assouplir le col, l'expression était faite d'une main, l'index de l'autre main exerçant des pressions excentriques sur le col.

2° *Expression dans la rotation des occipito-postérieures.* — Nous avons eu rarement l'occasion d'aider par expression la rotation manuelle des occipito-postérieures. Dans les cas où nous avons voulu associer l'expression du fœtus et la manœuvre de Tarnier, il ne nous a pas semblé en retirer un résultat meilleur que par la manœuvre de Tarnier seule. D'autres paraissent avoir été plus heureux que nous. C'est ainsi que J. Meyer (3) dit avoir réussi dans trois cas par des manœuvres manuelles internes et externes combinées, à favoriser la rotation en avant des sommets en position postérieure et légèrement défléchie. Pour que le procédé soit réalisable, il faut que la dilatation permette au moins l'introduction de deux doigts.

D'autre part la chloroformisation améliore toujours les conditions de l'intervention. « La petite fontanelle étant orientée à droite, c'est la main gauche qui agira dans le vagin, soit la moitié de la main, soit seulement deux doigts au cas d'étroitesse de cet organe. Les doigts de l'opérateur doivent être portés à la hauteur de l'articulation sacro-iliaque, ce qui exige parfois qu'on repousse un peu en haut la tête fœtale. Les doigts appliqués aussi haut que possible sur l'occiput exercent à ce niveau

---

(1) J. MEYER. Zur Behandlung der Geburt. in Schädellage, bei nach hinten gerichtetem Hinterhaupte. *Archiv. für gynäkol.*, Bd. XL. H. 1. p. 94.

une pression douce et uniforme dirigée en bas et en avant. De son autre main, l'opérateur repousse en arrière à travers la paroi abdominale, le menton qui se trouve en général un peu au-dessus de la branche horizontale du pubis du côté opposé, en bien évitant de le pousser en bas. Un assistant exerce, simulta-nément, sur le siège une pression dirigée suivant l'axe de la matrice et, en repoussant les jambes du fœtus en arrière, tâche de faire exécuter parallèlement au corps du fœtus le mouve-ment de rotation imprimé à la tête ».

Des manœuvres du même genre avaient déjà été indiquées par E. Blanc (de Lyon).

3° *Expression pour l'engagement de la tête première* (méthode de Hofmeier). — Cette méthode, proposée par Hofmeier et longue-ment étudiée en Allemagne, peut être, soit un acte préparatoire de l'accouchement, soit une expression véritable pendant le tra-vail et à ce titre appartient autant au chapitre que nous étudions qu'à celui de l'expression pure, variété partielle qui va suivre.

Dans des recherches sur les limites de contraction de la ma-trice pendant le travail, Hofmeier (1) fut porté à discuter la conduite à tenir, quand le segment inférieur est distendu, que le fœtus vivant se trouve en grande partie au-dessous de l'anneau de contraction et que par conséquent l'utérus ne peut plus exer-cer sur la tête une force suffisante pour l'expulser. Rejetant pour un certain nombre de cas, la version, le forceps et la cépha-lotripsie, il cherche à suppléer à l'impuissance de la ma-trice par une pression extérieure qui engage la tête dans le bassin.

En d'autres termes, il exprime la tête première dans le bassin (Einpressen des Kindkopfes). Cette méthode appliquée par Hofmeier aux bassins rétrécis fut employée après lui par Engs-

---

(1) Hofmeier. Ueber contractionsverhältnisse des Kreissenden Uterus und ihre eventuelle Behandlung. *Zeitschrift für Geburtsh. und gynäk.*, Bd. VI, H. I (1881).

tröm (1) ; recommandée par Schrœder dans les bassins plats peu rétrécis quand après expectation il y a danger pour la mère ou le fœtus ; par Winter (2) qui en a eu de bons résultats chez des primipares ; par Zweifel (3), Olshausen et Veit (4) qui font des réserves dans les cas de bassins très rétrécis, à segment inférieur distendu ; par Dührssen (5),

En 1890 Muret (6) lui consacre un travail important basé sur cinq observations. L'année suivante, Holowko (7) complète les indications de la méthode et rapporte neuf cas du service de Küstner à Dorpat. Enfin Deutsch (8) revient sur la question à propos de sept observations de la clinique d'Olshausen.

Hofmeier pratique l'expression de la tête première avec une seule main, d'autres comme Fehling (9) à l'aide des deux mains, l'une placée sur l'occiput, l'autre sur le maxillaire. Jamais il n'y aurait de lésions fœtales par expression (Hofmeier, Muret, Holowko). Comme pour l'expression de Kristeller il y a des conditions indispensables pour la méthode de Hofmeier. La poche des eaux doit être rompue. Le col doit être effacé et dilaté ; quand il est long et étroit il faut s'abstenir ; quand il est dilatable, il faut être prudent, car les cas de col peu perméables avec contracture, ne sont pas rares chez des multipares à bassins viciés. La contracture peut siéger sur la partie la plus plus élevée du col et former un obstacle mécanique entre la tête et le bassin ;

(1) Engström. *Centralblatt für gynäkol.*, 1885, n° 17.
(2) Winter. Zur Therapie des platten Beckens. *Zeitschrift f. Geburtsh. u. gynäkol.*, Bd. XIII. p. 285.
(3) Zweifel, Lehrbuch der Geburtshülfe, 1887.
(4) Olshausen et Veit. 10ᵉ édition des Lehrbuchs der Geburtshülfe von Schroeder, 1888.
(5) Dührssen. Die Therapie des engen Beckens *Berliner Klinik*. Heft 8, 1889.
(6) Muret. Ueber das Einpressen des Kindkopfes in das enge Becken. *Berliner klinische Wochenschrift*, 1890, p. 381.
(7) Holowko. Ueber das Einpressen des hochstehenden Kopfes in's Becken *Therapeutische Monatshefte*; vol. V, décembre 1891, p. 605.
(8) Deutsch. Beiträge zur Hofmeier'schen methode der Expression des Kindkopfes bei engen becken unter Berücksichtigung des normalen. Berlin, 1891 (Analyse in Frommel. 1891. p. 409.
(9) Fehling. Muller's Handbuch der Geburtshülfe, Bd. III.

l'expression ne peut faire franchir à la tête cet anneau musculaire. Pour Hofmeier, pour Muret, pour Holowko, l'accommodation de la tête, c'est-à-dire la possibilité d'être engagée par les contractions, est une condition primordiale. L'expression de la tête première est semblable en cela à celle de la tête dernière. Pour s'assurer que l'expression est possible, pour porter un pronostic pour l'accouchement, on a conseillé l'engagement artificiel de la tête pendant la grossesse (Schatz, P. Müller, Brühl).

Hofmeier n'exprime la tête première que dans les bassins modérément rétrécis, en cas de faiblesse des contractions utérines, la tête restant élevée. Dans dix observations de bassins rétrécis avec un diamètre promonto-sous-pubien de 8 il put presser la tête élevée dans le bassin ; après quoi, l'accouchement se fit spontanément ou finit par l'expression de Kristeller ou par une application de forceps. Dans neuf cas, enfants vivants ; une seule mère fut malade dans les suites de couches.

Dans ces cas, l'élévation, la mobilité de la tête ne permettaient pas une application de forceps, la menace de rupture utérine contre-indiquait la version ; dans l'intérêt de l'enfant on ne pouvait faire la basiotripsie.

Muret s'éloigne un peu des indications strictes posées par Hofmeier. Sur cinq observations, il y eut une fois mort de l'enfant avec hémorragie crânienne qu'il attribue au forceps plutôt qu'à l'expression : une autre fois il y eut un enfoncement avec fracture du pariétal. Il ne croit pas que ces deux insuccès puissent être attribués à la méthode de Hofmeier. Dans ces cas il n'intervint qu'une fois avec une indication pressante fournie par l'état de souffrance de l'enfant.

Holowko a pratiqué neuf fois l'expression de Hofmeier, quatre fois dans des bassins viciés (Diam. P.S.P. 9 centimètres en moyenne), et cinq fois dans des bassins normaux. Toujours c'était sur une tête élevée, mobile, sans tendance à s'engager. Dans tous les cas, la mobilité de la tête était assez grande pour qu'il eût été possible de faire la version, comme dans un cas où l'expression ne réussit pas. Dans les huit autres, on put exprimer la tête au point de pouvoir appliquer le forceps à la vulve ou facilement dans l'excavation.

Les indications furent, la souffrance de l'enfant et dans deux cas la faiblesse des contractions.

OBSERVATIONS (Holowko).

1° L... R..., 37 ans, II⁰ pare, sommet élevé en gauche ; bassin aplati, 8ᶜᵐ,5 ; souffrance de l'enfant. Forceps au détroit supérieur impossible : expression de la tête jusqu'à la vulve ; forceps.

2° A..., 41 ans, VI⁰ pare, sommet élevé en droite. Bassin aplati, 9 centimètres ; souffrance de l'enfant. Expression de la tête jusque sur le périnée : forceps.

3° M..., 40 ans, V⁰ pare, sommet élevé en droite ; bassin aplati, 10 centimètres ; souffrance de l'enfant. Expression de la tête dans l'excavation : forceps.

4° M... S..., 27 ans, I⁰ pare, sommet élevé en gauche ; bassin aplati, 8ᶜᵐ,5 ; souffrance de l'enfant. Expression impossible ; version.

5° M... T..., 37 ans, IV⁰ pare, sommet élevé en gauche ; bassin normal ; souffrance de l'enfant ; expression facile de la tête sur le périnée : forceps.

6° S... L..., 35 ans, IV⁰ pare, sommet élevé en droite : bassin normal ; souffrance de l'enfant ; expression de la tête ; forceps.

7° S... O..., 36 ans, IX⁰ pare, sommet élevé en droite ; procidence du cordon ; bassin normal ; souffrance de l'enfant. Réduction de la procidence : expression ; forceps.

8° M... L..., 23 ans, IV⁰ pare, sommet élevé en gauche ; bassin normal ; contractions faibles ; expression dans l'excavation ; forceps.

9° F... A..., 30 ans, IV⁰ pare, sommet élevé en gauche ; faiblesse des contractions : expression, puis accouchement terminé spontanément.

La méthode est pour Muret et Holowko simple et sans danger. On l'emploiera selon les indications d'origine maternelle ou fœtale, si les conditions nécessaires se trouvent remplies ; on peut s'en servir dans les accouchements provoqués ; dans les bassins normaux, en particulier pour le deuxième jumeau dans les grossesses gémellaires. Mais c'est surtout en cas de viciation du bassin que la méthode de Hofmeier est indiquée par les différents auteurs.

En général, dit Muret, dans les bassins viciés, le travail est long ; même si l'enfant survit il peut présenter des lésions graves, des fractures du crâne, des hémorragies. Pour la mère, il peut y avoir danger de déchirure du col, de rupture utérine ou d'épuisement.

Que faire dans ces cas ? Attendre et intervenir trop tard par un forceps qui sera une basiotripsie déguisée. Faire de la thérapeutique active par la version prophylactique, l'extraction est également dangereuse.

Au contraire, par l'emploi de la méthode de Hofmeier, la tête n'étant pas disproportionnée par rapport aux diamètres du bassin, on pourra l'engager profondément et laisser ensuite l'accouchement se terminer spontanément,

Cette méthode a ainsi, à la fois, les avantages de la méthode expectative et de la méthode active, sans avoir leurs inconvénients. Comme dans la première, l'accouchement se fait par le sommet, de plus la force déployée agit dans le sens du rétrécissement en engageant la tête par ses petits diamètres.

La tête n'est pas comprimée latéralement comme dans une application de forceps. En outre la pression est ici courte, l'engagement se fait prématurément.

Si nous avons insisté un peu longuement sur la méthode de Hofmeier, ce n'est pas que nous partagions complètement l'enthousiasme de ses partisans malgré leurs insuccès. Nous n'en avons pas de pratique personnelle. Mais il nous paraît devoir limiter davantage ses indications. Hofmeier lui-même dit, d'ailleurs, que l'expression de la tête première ne réussit pas toujours. Muret eut également un insuccès dans un bassin rétréci, où une application de forceps faite au détroit supérieur sur une tête mobile put donner un enfant vivant. Enfin il y a des dangers ; des tiraillements sur le col et le segment inférieur par fausse direction de la pression ou par pressions trop fortes, et par conséquent des menaces de rupture utérine.

On peut donc essayer la méthode de Hofmeier dans les bassins viciés avec tête élevée, quand il n'y a pas une disproportion trop grande entre elle et les diamètres du bassin ; il faut le faire avec prudence.

Notre but était surtout de faire connaître une méthode peu répandue chez nous et qui a depuis longtemps droit de cité à l'étranger.

Expression pure.

Expression partielle. — *Expression sur la tête dernière.* L'expression sur la tête dernière est, parmi toutes les méthodes d'expression appliquées au fœtus, la plus ancienne et la plus répandue. Pratiquée d'abord sans règle avant que le mécanisme de l'accouchement de la tête dernière dans les bassins normaux et surtout rétrécis, fut bien expliqué, elle est devenue, depuis lors, une intervention décrite avec soin, qu'on l'emploie isolément ou associée à des manœuvres de traction. Ce dernier mode est le plus usité sous le nom de manœuvre de Champetier de Ribes en France, de manœuvre de Martin-Wigand-Winckel en Allemagne. Ce que nous désirons faire ressortir de cette étude des modes d'extraction de la tête dernière, c'est l'importance de l'expression, suffisante très souvent à elle seule à terminer l'accouchement sans intervention manuelle ou instrumentale.

Comme toutes les autres méthodes, elle se base sur nos connaissances cliniques et expérimentales du mécanisme de sortie de la tête dernière. Celle-ci, arrivée au détroit supérieur, doit mettre, nous le savons, pour descendre dans l'excavation, ses grands diamètres dans le diamètre transverse du bassin. Cela est surtout vrai dans les bassins aplatis d'avant en arrière.

Bien établie depuis Delcurye, Baudelocque et M⁰ Lachapelle, cette notion a été complétée par Simpson et par Barnes. Simpson (1) montre comment la tête arrive à avoir son diamètre bitemporal et non son diamètre bipariétal, suivant le diamètre le plus étroit, ou antéro-postérieur du bassin, les protubérances pariétales passant dans l'espace antéro-postérieur plus large, qui correspond à l'une des symphyses sacro-iliaques. Barnes (2) étudie en détail la manière dont la tête franchit le détroit supérieur et fut le premier qui parla de son mouvement de révolution autour du promontoire.

Goodell (3) confirme les idées de Barnes et en tire des conclusions importantes pour la manière dont il faut intervenir. Il fait la version à terme dans les bassins rétrécis dans leur diamètre antéro-postérieur, d'emblée quand le diamètre conjugué mesure de 7 à 8 centimètres. Sur 10 observations on voit que dans quatre cas les enfants extraits par la version sont nés vivants. Tous présentaient des dépressions ou des enfoncements du crâne. A de vigoureuses tractions, Goodell ajoute sur la tête dernière une forte pression exercée par un aide.

Ces insuccès relatifs ont été expliqués par A. Milne et par M. le Pʳ Budin. Chez six femmes qui avaient un bassin rétréci (7 et demi à 6 1/4) et avaient eu à leurs accouchements antérieurs des enfants morts (forceps ou crâniotomie), Milne provoqua l'accouchement prématuré et fit la version. Sur 38 cas il obtint 35 enfants vivants.

M. le Pʳ Budin dans les expériences de sa thèse inaugurale (4) les unes portant sur des fœtus à terme, les autres sur des fœtus

---

(1) SIMPSON. Mémoire traduit par Chantreuil. Paris, 1874, p. 374.
(2) BARNES. Leçons sur les opérations obstétricales, 1868, trad. Cordes, 1873, . 70.
(3) GOODELL. Mémoire lu devant la *Société obstét. de Philadelphie*, février 1875.
(4) P. BUDIN. De la tête du fœtus au point de vue de l'obstétrique. Recherches cliniques et expérimentales. *Thèse*, Paris, 1876.

avant terme, montre que sous l'influence des tractions faites sur les pieds, après le dégagement des épaules, l'occiput appuie sur le rebord du détroit supérieur, ce qui le plus souvent produit un mouvement de flexion. Mais si ce mouvement met en rapport avec le conjugué rétréci, le diamètre de la tête le plus réductible et le plus petit, ce résultat ne serait obtenu que chez les fœtus avant terme. Chez eux, en effet, la distance qui sépare la nuque (tête fléchie) du diamètre bitemporal est de 55 à 65 millimètres : au contraire chez le fœtus à terme cette distance est de 65 à 75 millimètres. Or, dit-il, « ces dernières distances sont plus considérables que la moitié du diamètre transverse du bassin ; les premiers diamètres s'en rapprochent » (1). Le diamètre bitemporal avec une tête de fœtus à terme ne peut donc répondre par ses deux extrémités au diamètre sacro-pubien du bassin.

En résumé, pour franchir le détroit supérieur, la tête dernière doit nécessairement être fléchie soit spontanément, soit artificiellement.

Nous examinerons simplement ici s'il est indispensable, pour produire artificiellement cette flexion et extraire la tête dernière, d'introduire dans les parties génitales la main ou les instruments, ou si les pressions extérieures seules, l'expression peuvent suffire. Pour l'historique de la question, nous renvoyons à la thèse de doctorat de M. Champetier de Ribes (2).

L'extraction de la tête dernière dans les bassins rétrécis a été faite, soit par les pressions et les tractions combinées, soit par les tractions ou les pressions seules.

La première de ces méthodes est, nous l'avons dit, la plus employée, soit au détroit supérieur (manœuvre de Champetier ou de Martin-Wigand-Winckel), soit au détroit inférieur (manœuvre de Mauriceau ou de Smellie-Veit).

---

(1) Budin. *Thèse*, p. 104.

(2) Champetier de Ribes. Du passage de la tête fœtale à travers le détroit supérieur rétréci du bassin dans les présentations du siège. *Thèse*, Paris, 1879.

Smellie tire encore sur le tronc et conseille « d'insinuer le doigt index de la main gauche sous le pubis entre le col et le pubis afin d'élever le derrière de la tête. » Schroeder, Barnes, Goodell font des tractions et de l'expression. Stewart (1) exerce des tractions sur le tronc et fait faire par expression à la tête des mouvements alternatifs de flexion et d'extension qui la font progresser. M. Budin, dans sa thèse, cite également une observation (Obs. VI, page 28) où l'extraction de la tête dernière fut complétée par de l'expression, et deux expériences (Exp. V, page 93 et VII, page 94) où une faible pression faite par M. Tarnier suffit à engager la tête quand le forceps seul avait échoué. M. Champetier complète la question et après avoir discuté la valeur de l'expression seule, comme nous le verrons, conclut à la nécessité de combiner expression et tractions.

L'expression de la tête dernière, associée ou non aux tractions, a pris en ces dernières années une grande importance, surtout en Allemagne, où on l'oppose au forceps. Aussi les adversaires du forceps sur la tête dernière se sont-ils ingéniés à rendre l'expression plus méthodique. Ils reprochent au forceps la perte de temps demandée par son application, d'augmenter l'obstacle en comprimant la tête et en agrandissant le diamètre qui correspond au diamètre le plus petit du bassin ; le forceps, en effet, prend la tête dans son diamètre transverse, la presse de droite à gauche et oblige par compensation les autres diamètres à s'étendre (Pétrequin, Delore, Joulin, Budin.) C'est ainsi que le bipariétal serait augmenté de un centimètre (Koppe). De plus, le forceps applique toute la force en un seul point. L'expression et les tractions répartissent les forces en deux points et sont par conséquent moins dangereuses pour l'enfant. Cependant l'expression faite sur la tête de haut en bas et d'avant en arrière à l'aide des deux mains a également le désavantage d'agrandir le dia-

---

(1) STEWART. *Americ. Journ. of obstetrics*, juin 1876, p. 321.

mètre bipariétal par compensation. C'est ce qui engagea Koppe (1) à imaginer un nouveau mode d'application de l'expression, pour rendre plus petits les diamètres latéraux de la tête et faciliter l'engagement.

Après cathétérisme de la vessie et après s'être assuré que la tête est par ses grands diamètres dans le diamètre transverse du bassin, on abandonne le tronc du fœtus à un aide qui fera au moment opportun la manœuvre de Prague. L'opérateur place au-dessus de la symphyse les doigts accolés, le pouce et le petit doigt étant rapprochés l'un de l'autre, et presse sur la partie saillante de la tête avec une force progressive ; après quelques secondes de pression, il peut se rendre compte si la tête s'amoindrira suffisamment pour s'engager et il fait alors l'expression à pleine main sur la tête, directement sur le détroit supérieur ; en même temps, il fait faire par l'aide, la manœuvre de Prague qui n'est pas indispensable. La force déployée ainsi n'a jamais été suffisante pour léser la tête fœtale ; les tissus maternels l'ont toujours bien supportée.

C. Richter (2) a complété le manuel opératoire décrit par Koppe ; après avoir exercé une pression au-dessus du pubis pour engager le pariétal antérieur, il ne fait pas une pression sur la tête en totalité, mais seulement sur l'occiput qu'il presse et pousse en même temps vers le côté du bassin où il se trouve. Cette double manœuvre qu'il a employée dans un cas qu'il public dans son travail, aurait réussi très souvent à éviter une application de forceps ou la basiotripsie. Elle est toujours associée à la manœuvre, de Prague ; son but principal est, après avoir engagé la tête par la pression sus-pubienne de la faire descendre en passant les bosses pariétales par une partie plus large

(1) R. Koppe. Zur Expression des nachfolgenden Kopfes. *Centralblatt für gynäkol.*, 1885, p. 611 et 1886, p. 241.
(2) C. Richter. Zur Expression des nachfolgenden Kopfes. *Berliner klin. Wochenschrift*, 2 août 1886, p. 515.

du bassin que le diamètre promonto-pubien. Elle peut réussir là où l'expression ordinaire et l'extraction avaient échoué.

Quelques-uns des adversaires du forceps sur la tête dernière devaient encore aller plus loin et au lieu d'expression et de tractions combinées, rejetant toute traction manuelle ou instrumentale, ils essayèrent d'expulser la tête dernière par expression pure.

Longtemps déjà cependant avant cette période de discussion, on avait tenté dans ces cas l'expression seule ; c'est ainsi que Wigand (1) proposa la manœuvre suivante. « Elle consiste, dit-il, en une pression exercée par la paume de la main extérieurement sur le ventre, directement au-dessus du pubis, du côté où est dirigé l'occiput. Par cette pression extérieure de bas en haut et d'avant en arrière dans la direction du diamètre oblique, on élève l'occiput et on rapproche le menton de la poitrine. Il en résulte que la tête forme un cône et se présente dans le bassin par ses plus petits diamètres. » C'est, on le voit, toujours le même but à atteindre ; fléchir la tête au maximum par manipulation externe pour présenter au conjugué vrai un diamètre transversal de la tête aussi petit que possible. Wigand lui-même conseille cependant pour rendre les pressions plus efficaces, de chercher la bouche du fœtus pour appliquer deux doigts sur la mâchoire inférieure et fléchir la tête. Mais il admet que ce résultat peut être atteint par pression externe exclusive.

Martin (2), Carl Braun (3) obtiennent également par expression, la tête restée seule en arrière après la sortie du tronc. Carl Ruge (4), convaincu que c'est aux tractions qu'on doit attribuer presque toutes les lésions qu'il a décrites dans son mémoire,

---

(1) Wigand. Traduction Hergott. Strasbourg, 1857, p. 64.
(2) Martin. Réunion de la *Société des natur. et méd. allem.* Hanovre, 1866.
(3) C. Braun. Lehrbuch. der Geburtsh. Wien, 1867.
(4) C. Ruge. Zeitsch. f. Geburtsh., 1875. Traduit par Charpentier. *Bulletin gén. de thérap.*, juillet et août 1875.

conseille, après avoir fléchi la tête, de livrer son expulsion à la nature ou de l'aider par l'expression seule.

M. Champetier de Ribes, traitant de l'expression dans sa thèse, la croit insuffisante à elle seule à expulser la tête. Il l'a employée dix-sept fois dans ses expériences avec des résultats très variables.

Dans l'expérience II, enfant avant terme, il a fallu d'abord une traction de 15 kilogrammes sur le maxillaire pour faire passer la tête. Si on applique sur elle un sac de plomb de 10 kilogrammes, il suffit d'une traction de 7 kilogrammes sur le maxillaire pour arriver au même résultat.

Dans l'expérience IV, enfant à terme, il y a d'abord par traction une force nécessaire de 39 kilogrammes, puis traction de 20 kilogrammes, plus 20 kilogrammes de pression.

Dans l'expérience III, enfant à terme, il a fallu ou une pression de 10 kilogrammes et une traction de 16 kilogrammes où une pression de 20 kilogrammes et une traction de 13 kilogrammes.

Outre le reproche de n'être pas dirigées comme nous pouvons le faire en clinique, que M. Champetier lui-même adresse à ces pressions, ce qui en rend on le comprend, les résultats trop hypothétiques, nous croyons que l'absence des contractions utérines et surtout abdominales ne nous permet pas de nous fier ici à l'expérimentation. Elle ne peut nous renseigner ni sur la force, ni sur l'action de l'expression. Celle-ci, en clinique, doit être intelligente, se modeler sur la contraction, la suivre, commencer et s'arrêter avec elle, développer ou non une force progressive, enfin être dirigée dans un axe donné. L'expérimentation, dans des conditions semblables, nous a toujours paru, et pour la force et pour l'action de l'expression, s'éloigner trop de la clinique, pour nous autoriser à conclure.

Ici encore on pourrait dire que ces conclusions « il ne faut les donner qu'en faisant des réserves. Elles ne s'appliquent, en effet, qu'à des recherches expérimentales et il serait possible qu'en

pratique on obtienne quelquefois des résultats différents »
(Budin) (1).

Si l'expérimentation accorde, en effet, à l'expression sur la
tête dernière une action secondaire, les résultats cliniques nous
permettent cependant de dire que très souvent elle suffit, en
dehors des tractions, à expulser la tête.

La seule chose à craindre, dit Löhlein (2), c'est la foulée en
dehors de l'axe ; les sages-femmes poussent la tête vers le promontoire, au lieu de l'axe du bassin. L'effet de l'expression bien
faite dans le bassin rétréci est si éclatant qu'il arrivait à Löhlein
de ne pas se servir de la manœuvre de Smellie-Veit et de faire
directement l'expression.

A nous-même, à la maternité de Lariboisière il a paru souvent
inutile d'employer les tractions pour extraire la tête dernière
dans des bassins rétrécis. Mais toujours, nous rappelant la règle
indiquée par M. le Pr Budin, nous avions sous la main un
forceps prêt à être jeté sur la tête dernière, surtout en cas de
résistance du périnée.

Dans l'observation qui suit, la tête par l'expression en masse
a pris d'elle-même la position la plus favorable à son passage au
détroit supérieur. L'expression dans ces cas n'a fait qu'exagérer
une position physiologique.

OBSERVATION n° 2 (personnelle). — *Bassin plat. — Diamètre. Promonto-
sous-pubien de* 9^{cm},7 *chez une ancienne symphyséotomisée. — Version par
manœuvres internes, difficultés pour les deux premiers temps. — Extraction
rapide par expression utérine sans manœuvre de* CHAMPETIER, *n°* 1361 *du
registre.*

On reçoit dans la nuit du 10 octobre 1899 à la maternité de Lariboisière
la nommée V..., âgée de 40 ans, en travail depuis quelques heures.

Ses parents sont vivants et bien portants. Elle-même a commencé à

---

(1) BUDIN. De la tête du fœtus, etc., p. 101.
(2) LÖHLEIN, in Discussion sur l'extraction et la perforation de la tête dernière à
la *Société d'obst. et de gynéc. de Berlin*, 25 avril 1885 (*Centralbl. für gyn.*,
1885, p. 330).

marcher à l'âge de 18 mois ; elle a été réglée à 14 ans. Dans son enfance, elle a eu quelques maladies infectieuses (rougeole, coqueluche, érysipèle.) Elle est IV° pare. La première grossesse s'est terminée à terme : fille vivante âgée de 12 ans. La 2° grossesse il y a 4 ans, par une symphyséotomie : l'enfant est mort à l'âge de neuf mois. Le troisième accouchement, il y a deux ans, a été pénible mais spontané, l'enfant est mort à 8 mois, de broncho-pneumonie.

Les dernières règles datent du 25 au 30 septembre 1898 ; la grossesse est donc actuellement près du terme. Elle a évolué sans complications. Examen. Pas de signes de rachitisme. Fœtus en présentation du sommet mobile au détroit supérieur en droite transverse. Les bruits du cœur sont bons.

Au niveau de la vulve se trouvent des membranes teintées de méconium. La poche des eaux est rompue depuis onze heures du soir. Le col est effacé. mais il reste une légère bordure en arrière et un peu à gauche ; à droite, il est œdématié.

On arrive facilement sur le sacrum et le promontoire qui n'est pas très élevé. Diamètre promonto-sous-pubien de 9^{cm},7 sans déduction. En arrière de la symphyse, un bourrelet cartilagineux au niveau de l'interligne articulaire.

10 *h. du matin*. — La partie fœtale est très élevée ; il existe une bosse séro-sanguine. La tête est partiellement défléchie, inclinée sur son pariétal antérieur, la suture sagittale est en arrière.

Anesthésie au chloroforme.

Après avoir enlevé les membranes qui se trouvaient à l'orifice vulvaire, M. Bonnaire introduit la main droite dans l'utérus. Après avoir été arrêté un instant par l'anneau de contraction, il parvient à saisir le pied gauche. La tête se trouvant bloquée dans le segment inférieur, au-dessous de l'anneau de Bandl, l'évolution du fœtus est difficile et le pied ne descend pas. Après avoir mis un lacs sur le pied dans le vagin, nous essayons par la double manœuvre de Levret (traction sur le pied et essai de refoulement de la tête vers le fond de l'utérus par pressions externes) de faire l'évolution du fœtus. La manœuvre échoue. M. Bonnaire mettant la main gauche dans le segment inférieur, fait passer l'anneau de Bandl au-dessous de la tête, en faisant faire à celle-ci un mouvement de rotation qui place l'occiput sous le pubis ; grâce à cet artifice, la tête remonte dans l'utérus en pubienne au lieu de rester transversale.

Par expression globale, le fœtus se dégage rapidement. Aucun obstacle pour la sortie des bras. De suite, après eux, la tête, par la même foulée d'expression, est rejetée au dehors, sans qu'il fût nécessaire de la fléchir, de la porter à droite ; en somme, de faire la manœuvre de Champetier pour la tête dernière.

L'enfant naît étonné ; il est ranimé et crie au bout de quelques minutes. Pas d'aplatissement ni enfoncement crânien.

Enfant du poids de 3 450 grammes. Diamètres de la tête : O. M. $= 13,4$. — O. F. $= 10,8$. — S. O. B. $= 10,4$. — S. O. F. $= 11,3$. — Bi.P. $= 9$. — Bi.T. $= 7,5$.

Délivrance naturelle et complète huit minutes après l'accouchement.

Suite de couches normales.

La mère et l'enfant quittent le service en bon état.

Strassmann (1) est arrivé à des résultats identiques. Dans quelques cas où il ne put réussir la manœuvre de Martin-Wigand-Winckel (man. de Champetier) parce qu'il était impossible d'accrocher le maxillaire, la tête étant trop élevée, le bassin trop rétréci ou les parties molles trop résistantes, avant de faire la crâniotomie, il chercha, si une forte pression extérieure, exercée à l'aide des deux mains, ne pouvait extraire la tête ; il eut plusieurs fois un résultat positif. Il conseille de donner la position de Walcher pour faciliter la descente de la tête. Il pense avoir évité ainsi, dans nombre de cas, la perforation de la tête dernière.

Dans son travail, il cite quatre observations où l'expression bimanuelle a pu réussir après échec de la manœuvre de Martin-Wigand-Winckel.

Observation I. — VIII pare, 36 ans, accouchée 2 fois au forceps, une fois par la version. Bassin plat. P. S. P. $= 10$ centimètres. — Épaule en gauche, version, extraction. Échec de la manœuvre de M. W. W. On exprime alors à deux mains la tête placée au détroit supérieur.

Enfant : 4 000 grammes. — Délivrance au bout d'une demi-heure. Suites de couches normales.

Observation II. — II pare, 30 ans, premier accouchement, basiotripsie. A marché à 3 ans. Bassin plat. P. S. P. $= 9$. Sommet mobile en droite.

---

(1) Strassmann. *Loc. cit.*, in *Arch. für gynäkol.*, 1895, p. 124.

Version et extraction difficiles, rétraction de l'anneau de Bandl. La tête
ne peut être extraite que par expression bimanuelle. Enfant non ranimé.
Autopsie, aucune fracture du crâne. Délivrance un quart d'heure après l'accouchement. Suites de couches normales. La femme était en travail
depuis 24 h. T. 37°,8 : on aurait pu avoir l'enfant vivant si la version avait
été faite plus tôt ; quoi qu'il en soit on a pu faire passer une tête dernière
sans la perforer dans un bassin de 7 centimètres à 7ᶜᵐ,5.

Observation III. — IV pare, 28 ans. — I = forceps, II et III = version.
A marché à 3 ans. Bassin plat = 10,8. Présent du sommet. Version,
extraction assez faciles. La tête ne suit pas la manœuvre de M. W. W. combinée avec la position de Walcher. L'expression bimanuelle réussit à l'engager et à l'extraire. Enfant vivant. Enfoncement du pariétal postérieur.
Délivrance après une demi-heure. S. de C. normales.

Observation IV. — X pare, 32 ans, 3 avortements, 11 accouchements dont
2 forceps, une version. Marche 5 ans. Bassin plat et généralement rétréci.
P. S. P. = 10 centimètres. Présentation du siège mode des fesses. Extrac-
tion lente. La tête n'obéit pas à la manœuvre de M. W. W. On essaie
l'expresion bimanuelle ; elle échoue une première fois, réussit la seconde.
Fille, 3 400 grammes rapidement ranimée. Dépression sur le pariétal droit.
Diamètres de la tête : O. F = 11,8. — O. M = 12,5. — S. O. B = 9,5.
— Bi. P. = 9,5. — Bi. T. = 8. — S. de C. normales.

Cliniquement il est donc souvent possible d'extraire la tête
dernière dans un bassin rétréci, par l'expression pure, sans tractions, sans combinaison d'une flexion artificielle par manœuvres internes. Poussée par la pression qui remplace la contraction affaiblie, au niveau du segment inférieur, la tête dispose
d'elle-même ses diamètres dans ceux du bassin qui favoriseront
au maximum leur sortie. Dans ces cas, il paraît aussi inutile de
fléchir la tête en relevant l'occiput comme le fait Wigand, qu'en
abaissant le front, comme le conseillent la plupart des accoucheurs.

Mais la vie de l'enfant n'est-elle pas autant en danger par
l'expression que par les autres méthodes d'extraction de la tête
dernière. Deux facteurs essentiels entrent ici en jeu, d'une part

la force déployée par l'opérateur et d'autre part le degré de réductibilité de la tête fœtale qui permet la survie de l'enfant. Nous les discuterons plus tard (p. 100). Ce qu'il nous est permis de dire dès à présent, c'est que jamais il n'est arrivé dans nos cas, d'accident du fait seul de l'expression.

La possibilité même de l'expression est le meilleur criterium de la réductibilité de la tête, compatible avec la survie de l'enfant.

Expression céphalique après embryotomie. — Celse (1) conseillait déjà l'expression dans les cas où la tête séparée du tronc restait dans l'utérus. Craignant qu'elle ne tombât au fond de la matrice, il recommande à l'opérateur de placer « à sa gauche un homme intelligent et robuste qui de ses deux mains appuyées l'une sur l'autre, aurait à comprimer le bas-ventre, de telle sorte que la tête, refoulée vers l'orifice utérin, pût être ramenée au dehors à l'aide du crochet ».

A. Paré (2) dans les mêmes circonstances dit « qu'il faut comprimer médiocrement et presser le ventre de la mère au-dessus de l'ombilic et lui commander qu'elle tienne son haleine par intervalles en clouant le nez et la bouche ».

Aucun auteur n'a, à notre connaissance du moins, conseillé depuis, ou essayé la méthode. M. Bonnaire lui reconnaît l'avantage de ne pas obliger à remettre la main dans l'utérus en y ramenant les produits de macération fœtale qui peuvent exister au niveau du vagin ou du segment inférieur, à saisir la tête avec la main, saisie qui rend difficile, quand la tête est grosse et surtout le bassin petit, l'extraction au détroit supérieur et dans l'excavation ; enfin la possibilité par l'expression non seulement d'expulser la tête, mais encore les caillots et les autres résidus, qui pourraient être ultérieurement un point de départ pour l'infection.

---

(1) CELSE. Traité de la médecine. Trad. de Chaales des Étangs. Paris, 1846, livre VII, p. 243.

(2) A. PARÉ. Œuvres complètes. Paris, 1840, t. II, p. 629.

Dans l'observation qui suit, après l'extraction du corps du fœtus, nous avons pressé la tête, les deux mains largement étalées sur le fond de l'utérus, vers le détroit supérieur ; puis arrivée dans l'excavation, nous l'avons exprimée dans l'axe du détroit inférieur. Une pince placée sur les parties molles de la tête la guidait pour empêcher une blessure des tissus de la mère.

OBSERVATION n° 3 (personnelle). — *Accouchement prématuré.* — *Enfant mort.* — *Embryotomie.* — *Extraction de la tête par expression.* — N° 1341 du registre.

Le 4 octobre 1899, à une heure du matin, on apporte la nommée L..., âgée de 32 ans, cuisinière, d'une salle de médecine de Lariboisière à la maternité. Elle a des contractions utérines énergiques depuis quelques heures.

Antécédents héréditaires, aucun. Personnels : a marché à l'âge de 10 mois, a été réglée à 14 ans. A eu des bronchites fréquentes.

Elle est III° pare. La première grossesse s'est terminée par un avortement de 3 mois et demi : la seconde par un accouchement prématuré au septième mois, enfant vivant, ayant vécu quelques heures.

Son mari est tuberculeux.

Les dernières règles datent du mois de mars. Elle est donc enceinte de sept mois environ. Depuis 10 jours, elle souffre du ventre et a été hospitalisée en médecine. Elle tousse un peu ; aux deux sommets des poumons on note des signes de tuberculose au début.

Examen. — L'abdomen est tendu ; il y a excès de liquide.

Le fœtus se présente transversalement, par l'épaule gauche, dos en arrière. L'auscultation est nulle. La dilatation est complète, mais la poche des eaux s'étant rompue spontanément, le col revient sur lui-même ; il y a procidence du bras gauche à la vulve.

11 h. du matin. Chloroformisation de la malade. Le col est dilatable, comme une paume de main, mais résistant à l'orifice interne et au niveau de l'anneau de Bandl. Le fœtus est complètement replié sur lui-même, il est impossible de saisir le cou avec le crochet. A l'aide des doigts et des ciseaux, M. Bonnaire fait la décollation. Elle est immédiatement suivie de l'extraction du tronc. La tête reste au fond de l'utérus. Nous l'extrayons par expression. Avec les deux mains, nous faisons une foulée dans l'axe du détroit supérieur de façon à rapprocher l'utérus du plancher périnéal. Puis, le col refoulé dans le vagin, presque à la vulve, nous changeons la direction de l'expression dans le sens de l'axe du détroit inférieur.

Nous raclons pour ainsi dire le promontoire et la concavité sacrée. M. Bonnaire, à l'aide d'une pince placée sur un lambeau de peau du cou, dirige la sortie de la tête sans tractions (tractions d'ailleurs impossibles en raison de la friabilité des tissus cutanés). La résistance de l'anneau de Bandl et du col cédèrent rapidement par l'expression continue.

Fœtus de 1780 grammes. Diamètres de la tête : O. F. = 10,2. — S. O. B. = 8. — S. O. F. = 9,7. — Bi. P. = 7,3. — Bi. T. = 6,5.

Délivrance artificielle deux heures après l'intervention.

Suites de couches normales.

Expression globale. — Sous le nom d'expression globale, nous comprenons les manœuvres d'expression exercées sur le fœtus dans sa totalité, qu'il se présente par le sommet ou le siège en dehors de toute autre méthode d'extraction ; c'est la deuxième variété de l'expression pure.

C'est encore l'expression du fœtus proprement dite, celle de Ritgen, de Kristeller, celle que nous avons déjà étudiée en partie au chapitre de la contraction abdominale, que compléteront ceux des indications, des contre-indications et des conséquences de l'expression, et dont nous avons décrit le manuel opératoire. Nous la signalons donc simplement à cette place.

Nous l'avons largement pratiquée à la maternité de Lariboisière, soit avec des présentations du sommet, soit avec des présentations du siège. Dans les premières, à la période d'expulsion surtout, la tête sortait à la façon d'un véritable ballon.

Dans les secondes, l'expression était toujours employée, le plus souvent seule, rarement combinée aux tractions.

Elle agissait surtout, quand la tête remplissait le vagin, était bien engagée, et qu'on avait la certitude que les orifices du col et du segment inférieur n'opposait aucune résistance. C'est d'ailleurs le cas où presque tous les accoucheurs admettent l'expression. Et nous croyons savoir que M. le Pr Budin enseignait volontiers aux élèves sages-femmes de la Maternité à faire de l'expression pendant la période d'expulsion.

Faite méthodiquement en même temps que la contraction, l'expression suffisait à extraire le fœtus. C'est l'aide qui fait l'accouchement. On ne peut craindre ainsi pour le fœtus ni contusion abdominale, ni paralysie, ni surtout le relèvement des bras qui presque toujours est lié aux tractions.

Ce n'est là en effet qu'une évolution spontanée, aidée.

OBSERVATION n° 4 (personnelle). — *Présentation du siège.* — *Expression.* — *Accouchement et délivrance en sept minutes.* — N° 851 du registre.

La nommée C..., âgée de 25 ans, est reçue à la salle de travail de la maternité de Lariboisière le 29 juin 1899, à 5 heures du soir.

Ses parents sont bien portants : elle-même n'a jamais été malade. Elle a marché à l'âge de 11 mois ; a été réglée à 16 ans.

Elle est IVᵉ pare : 1ᵉʳ accouchement, à terme, fille morte à 25 mois : 2ᵉ accouchement à 8 mois, garçon mort à 7 semaines : 3ᵉ accouchement à terme, fille morte à 14 mois. Il est difficile de trouver la cause de la mort des enfants ; ils sont de pères différents.

La femme ignore la date de ses dernières règles : elle paraît être enceinte de 8 mois environ, d'après la hauteur de l'utérus.

L'enfant se présente par le siège, engagé en S. I. G. P. ; les bruits du cœur sont bons. Le promontoire est accessible au loin. A 5 h. 30, la dilatation est complète ; nous rompons la poche des eaux. Les contractions sont espacées.

5 h. 35. Par une foulée d'expression, nous complétons l'engagement du siège. A 5 h. 37, une autre foulée le fait apparaître à la vulve, puis l'expulse hors des organes génitaux. On dégage les membres inférieurs sans tractions, sans efforts. A 5 h. 38, une nouvelle foulée fait sortir le tronc et les membres supérieurs, qui se dégagent facilement.

A 5 h. 40, l'extraction de la tête est achevée par la manœuvre de Mauriceau.

Le placenta est décollé ; on fait la délivrance par expression, deux minutes après l'accouchement.

Aucune hémorragie : l'utérus est bien rétracté. Enfant du poids de 2 100 grammes. Quitte le service en bon état, ainsi que sa mère.

OBSERVATION n° 5 (personnelle). — *Inertie utérine.* — *Présentation du siège complet* — *Accouchement par expression.* — N° 1092 du registre.

Nous recevons le 12 août 1899, à la consultation de la maternité de Lariboisière, la nommée X..., âgée de 26 ans, Ipare, qui dit être en travail. On la met au dortoir du service, car elle se plaint de céphalée intense, sans vomissements, sans troubles de la vue, ni œdème, ni albuminurie.

Elle à été réglée à l'âge de 16 ans. D. R. de la fin du mois de novembre 1898; elle est donc enceinte de près de huit mois.

Examen : Fœtus en présentation du siège complet engagé en D. P. Bruits du cœur bons.

14 août. — Début du travail. Contractions irrégulières.

15 août, 4 h. 30 matin. — Dilatation complète; la femme a de faibles contractions; nous abaissons un pied. Sans exercer de tractions, nous prions la sage-femme de garde de faire l'expression. Le tronc sort facilement ainsi que les bras; la sortie de la tête est guidée par la manœuvre de Mauriceau, mais faite par expression.

Poids du fœtus : 1950 grammes.

La délivrance suit immédiatement l'expulsion du fœtus.

OBSERVATION n° 6 (personnelle). — *Siège mode des fesses.* — *Accouchement par expression, sans tractions* — *Enfant de 1 800 grammes.* — *Mort 48 heures après la naissance.* — Nº 53 du registre.

La nommée V..., âgée de 37 ans, arrive à la maternité de Lariboisière le 13 janvier 1900 à 5 h. 30 du soir. Elle a des contractions depuis le matin.

Elle n'a plus ses parents. Son père est mort d'une maladie de cœur, sa mère de la tuberculose. Elle a marché à 9 mois; a été réglée à 15 ans. A eu la diphtérie à 10 ans.

Elle est IIIe pare. Un avortement de 4 mois en 1892. Un accouchement spontané, à terme en 1898, enfant vivant.

Les dernières règles datent du 10 au 14 mai 1899. Elle est donc enceinte actuellement de sept mois et demi.

Examen : Fœtus en présentation du siège, décomplété mode des fesses, engagé en S. I. D. P. Le bassin est normal. Les bruits du cœur sont bons. Dilatation du col d'une grande paume de main.

6 h. 20. — La dilatation est complète. Nous rompons artificiellement la poche des eaux. Une première foulée d'expression fait apparaître le siège à la vulve; une deuxième l'expulse ainsi que le tronc et les épaules. Le cordon est très court; on fait difficilement une anse. Une troisième foulée fait sortir la tête sans manœuvre de Mauriceau.

L'enfant crie aussitôt: il pèse 1 800 grammes. Délivrance naturelle et complète 25 minutes après l'accouchement.

L'enfant est mis en couveuse; il meurt 48 heures après la naissance sans convulsions, ni contractures.

Autopsie. — Aucune hémorragie cérébro-spinale, méningée ou parenchymateuse. Pas d'altération viscérale abdominale ou thoracique.

Observation n° 7 (personnelle). — *Siège complet en S. I. G. P. — Expression du fœtus. — N° 603 du registre.*

La nommée S... Louise, âgée de 32 ans, brodeuse, entre à la salle de travail de la maternité de Lariboisière le 6 mai 1899 à 6 heures du matin. Elle est en travail depuis quelques heures.

Aucun antécédent pathologique. Elle a marché de bonne heure ; a été réglée à 12 ans.

Elle est IV° pare. La première grossesse a été gémellaire ; la seconde s'est terminée par un accouchement prématuré ; la troisième également à huit mois. Les trois enfants sont morts.

Les dernières règles sont du 20 août 1898 ; elle est actuellement enceinte de huit mois et demi environ. Rien de particulier pendant la grossesse actuelle.

Examen : Présentation du siège, en S. I. G. P. Bruits du cœur bons.

La poche des eaux est volumineuse.

10 h. 25 matin. — Le col étant suffisamment dilatable, M. Bonnaire rompt la poche des eaux. Excès de liquide amniotique. Les contractions sont régulières, peu intenses. Pendant les contractions, nous faisons de l'expression à l'aide des deux mains. Elle suffit à terminer l'accouchement sans tractions. Aucune difficulté pour les bras. La tête descendue sur le périnée est extraite par la manœuvre de Mauriceau. L'enfant, né étonné, crie presque aussitôt. Il pèse 3 370 grammes. Diamètres de la tête, O. M. $= 12,5$. — O. F. $= 11,5$. — S.O.B. $= 9,5$. — Bi.P. $= 10,2$.— Bi.T. $= 9$.

Délivrance naturelle et complète 15 minutes après l'accouchement. Suites de couches normales.

Observation n° 8 (personnelle). — *Siège mode des fesses. — Inertie utérine. — Essai du forceps en ville. — Enfant mort pendant le travail. — Expression combinée aux lacs. — N° 1439 du registre.*

Le 26 octobre 1899, on apporte à la maternité de Lariboisière la nommée H..., âgée de 28 ans, I pare, en travail depuis le 25 octobre au soir. Poche des eaux rompue dans la nuit du 24 au 25.

Aucun antécédent héréditaire ou personnel. La femme ne sait quand elle a commencé à marcher. Elle a été réglée à l'âge de 15 ans.

Les dernières règles datent du 20 au 25 janvier 1899 ; la grossesse est donc actuellement au terme. Elle n'a rien présenté de particulier.

Le matin, en ville, le travail ne progressant pas et l'enfant souffrant, un médecin avait tenté une application de forceps, sans succès.

A son entrée dans le service à 9 heures et demie du matin, l'utérus est rétracté, le palper difficile. Cependant on trouve la tête fœtale dans la corne utérine droite : le dos à gauche. L'auscultation est négative. Au toucher, présentation du siège mode des fesses engagée en S. I. G. T ; le col est complètement dilaté. Périnée déchiré presque complètement.

Après antisepsie et un grand bain, nous essayons d'accoucher la femme par expression.

10 h. 16. — Une première foulée fait apparaître les parties génitales du fœtus entre les grandes lèvres.

10 h. 19. — Par une seconde foulée, le siège avance, mais fort peu. Il n'y a aucune contraction utérine.

Nous appliquons un lacs sur l'aine antérieure.

10 h. 25. — Une troisième foulée avec traction sur le lacs fait sortir le siège.

10 h. 26. — 4ᵉ foulée, expulsion du tronc et des bras.

10 h. 31. — Expulsion rapide de la tête. Enfant du poids de 4370 grammes.

La délivrance est naturelle et complète, 10 minutes après l'accouchement. Périnéorrhaphie.

Observation n° 9 (Kristeller, résumée). — *Présentation du siège en position transversale. — Contractions insuffisantes. — Arrêt du travail. — Bruits du cœur fœtal faibles. — Expression. — Mère et enfant bien portants.*

K..., âgée de 25 ans, de taille moyenne, IIIᵉ pare. Travail commencé depuis 14 heures. Contractions douloureuses et faibles. Poche des eaux rompue.

Examen : Abdomen à parois tendues, grasses, épaisses. Enfant en présentation du siège transversale. Dilatation du col de 7 centimètres. Bassin normal.

Les bruits du cœur sont affaiblis. K... décide d'accélérer l'accouchement par expression. Après 12 compressions qui ont duré 10 minutes, le scrotum est à la vulve. Puis le siège descend en répondant par son diamètre bi-iliaque au diamètre antéro-postérieur du détroit inférieur. Jusqu'à la sortie des épaules, il a été fait 24 compressions en 17 minutes. L'enfant fait des mouvements d'inspiration. Le cordon bat faiblement. La femme pousse en même temps qu'on comprime l'utérus. En 5 compressions d'une durée de deux minutes la tête est expulsée. Il y a un circulaire autour du cou. L'enfant crie presque aussitôt.

Délivrance au bout de quelques minutes. En tout, 29 compressions, d'une durée de 19 minutes. L'accouchement n'a pas été plus douloureux que les précédents.

Observation n° 10 (personnelle). — *Siège décomplété mode des pieds. — Procidence du cordon. — Tractions et expression. — Extraction difficile par relèvement des bras. — Enfant du poids de 3 850 grammes. — N° 709 du registre.*

La femme est reçue à la maternité de Lariboisière à 10 heures du matin, le 28 mai 1899, avec le diagnostic de présentation de l'épaule. Elle est âgée de 44 ans et enceinte pour la 13e fois.

Elle a marché de très bonne heure. Réglée à 13 ans.

Les 4 premières grossesses se sont terminées par un accouchement à terme ; la 5e a été gémellaire ; la 6e et la 7e à terme ; la 8e terminée par un accouchement prématuré, à la suite d'une chute ; la 9e par avortement ; la 10e par un accouchement à terme, par le siège ; la 11e et la 12e par des accouchements spontanés, à terme, par le sommet.

Les dernières règles datent du 13 août 1898. La grossesse est donc à terme.

Examen : Tête sous le foie, siège dans la fosse iliaque, dos à gauche. Bruits du cœur normaux. Au toucher on trouve les deux pieds et le cordon prolabé dans la poche des eaux. Dilatation d'une paume de main.

M. Bonnaire rompt la poche des eaux après avoir achevé manuellement la dilatation du col et saisit les pieds qu'il ramène facilement à la vulve. À l'aide de l'expression faite sur la totalité du fœtus, le tronc est extrait. Les bras sont retenus avec la tête au-dessus du détroit supérieur ; on constate par le toucher que les deux mains, les coudes étant fléchis, se croisent derrière la nuque de l'enfant. Avec difficulté, on arrive à abaisser le bras postérieur, puis l'antérieur. Par suite de la rotation faite par le fœtus pendant les manœuvres d'extraction des bras, la tête dernière se trouve en mento-pubienne. L'expression unie aux tractions suffit, sans l'aide du forceps, à l'extraire. Les tractions sont faites de façon à ramener le ventre du fœtus vers le ventre de la mère.

L'enfant né en état asphyxique est ranimé au bout de 10 minutes. Il pèse 3 850 grammes. Diamètres de la tête, O. M. = 13. — O. F. = 11,5. — S. O. B. = 10,5. — S. O. F. = 11,5. — Bi. P = 9,5. — Bi. T. = 8,5.

La délivrance se fait spontanément 10 minutes après l'accouchement. La femme se plaint de tranchées assez violentes. Néanmoins les suites de couches sont normales. Elle quitte ainsi que l'enfant le service en bon état.

Expression de renfort.

C'est la deuxième variété d'expression, celle qu'on peut opposer à ce que nous avons appelé l'expression pure. Elle comprend tous les cas où l'expression est l'alliée d'une autre méthode d'extraction.

Elle est le plus souvent combinée aux tractions; tractions manuelles ou instrumentales; les premières dans les présentations du siège primitives ou après version et aussi après embryotomie. Les secondes après application des crochets ou des lacs, du basiotribe et surtout du forceps.

Enfin l'expression peut aider l'expulsion du fœtus après la symphyséotomie, l'accouchement provoqué ou le relèvement de la lèvre antérieure du col indiqué par Bidder.

Expression et tractions manuelles. — L'expression est, nous l'avons vu, souvent unie à la traction dans les présentations du siège primitives ou après version ; les mains d'un aide dans les premières, la main externe de l'opérateur et souvent celles de l'aide dans les secondes sont un puissant appui pour l'extraction. Si la traction sur les pieds ou autrement dit sur la colonne vertébrale est la force principale, l'expression est cependant une force considérable, puisque, d'après M. Duncan (1), la force déployée par le bras de l'accoucheur peut être estimée de 14 à 18 kilogrammes et pourrait atteindre 45 kilogrammes si le poids du corps de l'accoucheur vient s'y ajouter. Elle aide surtout la traction pour la sortie de la tête dernière. En étudiant l'expression pure, variété partielle, nous avons déjà indiqué les principales données de l'expression sur la tête dernière. Rappelons seulement qu'elle peut se faire, unie aux tractions sur le maxillaire inférieur et

---

(1) M. Duncan. *The obstetrical Journal*, avril 1878.

sur la colonne vertébrale, soit au détroit supérieur (manœuvre de Champetier ou de Martin-Wigand-Winckel), soit au détroit inférieur (manœuvre de Mauriceau ou de Smellie-Veit).

Ces diverses manœuvres sont communément appliquées ; elles ont été trop souvent décrites pour que nous y insistions à nouveau. Il en est de même de l'expression pour hâter l'extraction du corps du fœtus après embryotomie rachidienne.

Expression et tractions instrumentales. — L'expression peut être un auxiliaire précieux pour l'extraction par les divers crochets, les lacs (Obs. n° 8) par exemple dans une présentation du siège mode des fesses, variété antérieure, le perforateur de Blot ou le basiotribe avec lequel elle facilite l'évacuation de la boîte crânienne et l'extraction du fœtus.

OBSERVATION n° 11 (personnelle). — *Hémorragie gravidique rétro-placentaire. — Enfant mort. — Accouchement forcé. — Basiotripsie. — Expression.*

Le 28 septembre 1899, à 11 h. 30 du matin, entre à la maternité de Lariboisière une Ire pare perdant du sang en abondance depuis le matin ; elle est pâle, œdématiée ; elle a des troubles de la vue. Urine albumineuse.

Examen. — Utérus dur, rétracté. Palper impossible, auscultation négative. On fait un traitement général (chaleur, sérum, caféine).

Antécédents. — Père mort après avoir été opéré pour une tumeur du genou. Mère morte avec tumeur cancéreuse de l'abdomen.

3 h. 30 soir. La dilatation du col est de 5 francs environ. M. Bonnaire, à l'aide de son procédé, la complète jusqu'à la dilatation d'une petite paume de main ; l'inextensibilité du col empêche d'obtenir davantage. D'ailleurs, la tête étant petite, la dilatation est suffisante pour permettre de la perforer.

La perforation est faite à l'aide du perforateur de Blot. Par la pince à os, on saisit la tête pour diriger son extraction que fait l'expression seule. Le reste du corps est extrait ensuite de la même manière ; les épaules et le tronc sortent sans difficulté.

La délivrance est spontanée 13 minutes après l'accouchement. En arrière du placenta sort un amas de caillots qui avait creusé une excavation au centre de sa face utérine.

Poids du fœtus, 1 180 grammes. Il avait déjà subi un commencement de macération.

Mais l'expression est surtout importante dans l'extraction par le forceps. Elle hâte l'opération ; dans la faiblesse des contractions, elle est même indispensable (Strassmann). Elle remplace la vis a tergo des contractions, et de plus, provoque celles-ci et prévient ainsi l'inertie du muscle utérin et l'hémorragie par extraction trop brusque.

L'effort qu'aura à déployer le forceps est moins grand en combinant son application et celle de l'expression. Et il n'est pas seulement diminué, ainsi que le remarquent Kristeller et Suchard (1), de la quantité de force que produit l'expression ; il est moindre d'une façon absolue. Si par exemple pour amener une tête au dehors, un forceps doit produire une traction de 20, la méthode mixte n'aura besoin que d'un total de 16 environ ; et cela pour plusieurs raisons : parce que la tête reste fléchie, qu'elle sort suivant ses petits diamètres et qu'enfin l'activité utérine est réveillée, en sorte que le travail est réparti entre trois facteurs : extraction, expression et contractions utérines. Le produit de ces trois facteurs doit évidemment être la plus grande économie de force possible (voir observation n° 49).

Ces connaissances engageront à allier plus souvent le forceps et l'expression, ce que quelques accoucheurs font déjà volontiers. Fueth (2) rapporte, que, faisant une application avec le forceps de Naegelé sur la tête peu engagée d'un jumeau à terme chez une primipare, et ne parvenant à entraîner cette tête, il eut recours au procédé suivant : Il fit les tractions avec une seule main, pendant qu'avec l'autre il exerçait une pression forte sur la tête fœtale à travers les parois abdominales. Il parvint ainsi rapidement à terminer l'accouchement.

Il conseille cette manœuvre pour tous les cas de tête élevée, où l'engagement avec le forceps seul est impossible. C'est la méthode de Hofmeier combinée avec le forceps.

---

(1) Suchard. *Thèse* citée, p. 40.
(2) Fueth. Zur hohen Zangen operationen. *Centralbl. f. gynäkol.*, 1892, n° 14.

Même dans les cas où, malgré un grand déploiement de forces, le forceps avait échoué, on a pu faire sortir la tête assez facilement. Czudowski (1) a réussi souvent par l'emploi de l'expression : les foulées étaient faites en même temps que la traction sur le forceps : même, dit-il, dans l'intervalle des contractions.

La méthode mixte force l'utérus à se rétracter, la rotation de la tête à se faire comme elle se fût faite normalement ; il y a donc un mécanisme qui se rapproche du travail physiologique dans toutes ses phases.

Cependant il nous est permis d'examiner si, avec les indications que nous poserons plus loin, l'expression isolée n'est pas supérieure au forceps seul ou même combiné avec des manœuvres d'expression. En d'autres termes, si pour préserver les tissus maternels et la vie de l'enfant, il est préférable, quand l'indication existe, de faire de l'expression du fœtus ou une application de forceps.

Une étude rapide des forces en présence, des forces de pression et des forces de traction, ainsi que de leur action sur la mère et surtout sur le fœtus permettra de discuter la question.

Les forces de pression sont, nous l'avons vu, difficiles à évaluer exactement ; dans un cas que nous avons déjà cité, Kristeller avait pu compter 8 kilogrammes. Ce qui est certain, c'est que les forces de pression sont plus efficaces, et ont par conséquent besoin d'être moins élevées que celles de traction : on se souvient d'ailleurs qu'au chapitre de la contraction abdominale nous avons montré que, même élevée, la force de l'expression est presque toujours inférieure à celle des contractions, et se trouve incapable de léser la mère ou le fœtus.

Si, même, nous rappelons que M. Duncan croit la force dé-

---

(1) Czudowski. Expression pendant l'application de forceps. *Gazeta lekarska*, 1887, analysé in *Centralbl. f. gynäkol.* 1889, p. 706.

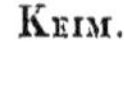

Keim.

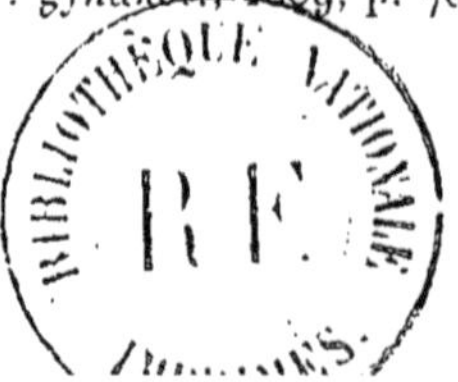

ployée par les bras de l'accoucheur dans l'expression égale à 14 ou 18 kilogrammes, et pouvant atteindre 45 kilogrammes si le poids du corps de l'accoucheur vient s'y ajouter, elle reste bien au-dessous de celle que nécessite une application de forceps.

Celle-ci, en moyenne, serait d'après les auteurs, de 40 kilogrammes. M. Fochier (1) croit qu'au-dessous de 40 à 50 kilogrammes de traction totale, l'enfant survit généralement, ou du moins sa mort est le plus souvent explicable par quelque accident autre que la traction elle même, par exemple la prolongation du travail, le décollement du placenta, ou la compression d'un circulaire du cordon ombilical par le bec des cuillers.

Au delà de 50 kilogrammes l'enfant peut naître vivant, mais presque toujours il meurt bientôt, avec des convulsions.

Il a pu cependant noter un cas où l'enfant survécut après une traction de 80 kilogrammes. Cette énorme traction a, comme le remarque Poullet, été obtenue, mais pendant un temps très court, le reste de l'effort ayant dû osciller entre 50 et 60 kilogrammes ; effort qu'on produit, d'après lui, le plus ordinairement.

En tirant seulement des bras sur le forceps, dit Joulin (2), et sans point d'appui pour le pied, un homme vigoureux fait monter le dynamomètre à 45 kilogrammes. Lorsque le pied prend un point d'appui à la hauteur du sol, le dynamomètre monte à 60 kilogrammes et avec un point d'appui, à la hauteur du forceps, à 90 kilogrammes.

M. Delore (3) a enregistré pour un homme sans appui 40 kilogrammes ; avec un appui 80 kilogrammes. — Pour deux

---

(1) FOCHIER. De la limite de la force de traction compatible avec la survie de l'enfant dans les applications de forceps. *Lyon médical*, 4 mai 1879.

(2) JOULIN. Mémoire sur l'emploi de la force en obstétrique. *Archives gén. de méd.*, février-mars 1867.

(3) DELORE. Essai de mécanique obstétricale. Paris, 1865.

hommes sans appui 80 kilogrammes, et avec un appui 130 kilogrammes.

Dans la pratique il pense que le maximum doit être 60 kilo - grammes, car, dans les efforts de traction, la réduction de la tête ne se produit pas seulement au niveau du rétrécissement ; les cuillers du forceps saisissent la tête dans un diamètre opposé et la compriment également. M. Delore estime que la force de pression développée par le forceps, égale à peu près la moitié de la force employée par la traction ; une traction de 60 kilo - grammes produirait donc une pression de 30 kilogrammes.

Incidemment, il nous paraît intéressant de faire remarquer, que les forces de traction instrumentale, nuisibles pour le fœtus, sont à peu près équivalentes à celles de traction manuelle.

Ces dernières produisent la mort du fœtus par lésions de la région cervicale : lésions des parties molles, rupture des fibres musculaires, épanchements sanguins, enfin lésions du squelette, rupture de la colonne vertébrale (C. Ruge).

Or, quelle est la force nécessaire pour rompre la colonne vertébrale d'un fœtus à terme ? Pour Baudelocque et Pétre - quin (1) elle est de 80 kilogrammes ; pour Joulin, en moyenne 47 kilogrammes ; pour Goodell de $54^{kgr},300$; pour Pajot, de 60 à 78 kilogrammes ; pour M. Duncan de $54^{kgr},500$; pour M. Budin elle est plus faible, de 22 à 28 kilogrammes ; pour M. Champetier de 50 kilogrammes.

L'effort de traction du forceps est limité par le degré de pression sur la tête dont dépend la vie de l'enfant. Par l'application du forceps, la tête de l'enfant subit en effet une compression active (pression exercée par la main de l'accoucheur qui serre les branches de l'instrument) une compression de traction, une compression passive (pression du bassin jouant le rôle d'un anneau) (2).

---

(1) *Gazette hebdomadaire*, 1865, n°ˢ 22 et 26.
(2) Crocq. De la compression exercée par le forceps sur la tête de l'enfant. *Arch de tocologie*, mai 1894.

Or, ces diverses compressions ont toutes un résultat unique : la réduction de la tête fœtale. Car dès que la tête commence à pénétrer dans le bassin, que ce soit par pression d'en haut (contractions, expression), par traction manuelle (directe ou par manœuvre de Prague), ou par traction instrumentale, les bords des os passent les uns sur les autres. Les diamètres de la tête sont donc réduits par ce chevauchement des os.

Y a-t-il une limite physiologique de réductibilité? Ce serait évidemment celle qui n'est pas dépassée dans les accouchements avec bassins tout à fait normaux. Il importe peu de la connaître. Ce qui nous intéresse, est de savoir de combien la tête peut être réduite avec survie de l'enfant; et, si avec des indications posées, dans les mêmes conditions, c'est le forceps ou l'expression, qui atteindrait ou dépasserait le plus facilement cette limite, ou encore si leur force de réduction est équivalente.

On a fait de nombreuses expériences avec le forceps sur des enfants morts, pour déterminer la compressibilité de la tête. Déjà Baudelocque avait montré, par ses expériences, la réductibilité de la tête par le forceps. Saisissant dans les cuillers d'un forceps la tête d'un fœtus reposant sur une table, il pressait fortement sur les manches de l'instrument; il obtenait une réduction maxima du D. bipariétal de 11 millimètres et du D. occipito-frontal de 18 millimètres. Siebold a gagné 13 millimètres pour le D. bipariétal. Osiander et Velpeau presque autant. Joulin croit que la réduction peut être d'un centimètre et demi sans entraîner la mort du fœtus. Cependant on a eu des enfants vivants avec une réduction de 2 centimètres. Le degré de réductibilité est donc variable avec les sujets, l'étendue des fontanelles, le degré de lenteur de la compression qui donne au sang veineux le temps de passer dans les sinus vertébraux.

Denman croit que la tête peut être réduite d'un tiers au-dessous de son volume primitif, sans qu'il y ait mort ou même lésion de l'enfant par compression, mais c'est là une simple supposition. Ramsbotham (1) admet que la tête d'un enfant à terme peut être réduite suivant son diamètre bipariétal de 13 millimètres sans mettre la vie de l'enfant en danger.

Mais dans un bassin rétréci, ce n'est pas seulement le bipariétal qui se trouve réduit, car la compression se fait en quatre points : deux appartiennent aux parois du bassin ; les deux autres sont en rapport avec les cuillers de l'instrument. Or ce sont des conditions de compression dangereuses. Comme le rappelle notre maître, M. Demelin (2), dans son originale communication sur le forceps, il a été démontré par M. Delore que la compression peut être inoffensive, quoique forte, si elle s'exerce sur de larges surfaces ; elle est dangereuse, au contraire, si elle s'exerce sur la tête par des saillies limitées, convexes, angulaires.

Ces deux modes de compression sont représentés, le premier par celle de l'expression, le second par celle du forceps. On a cherché à rendre la prise du forceps la plus large possible, et à comprimer la tête non par les extrémités libres des cuillers, mais par leur milieu. C'est un des buts poursuivis par Coutouly, Chassagny, Demelin, en inventant et en défendant les forceps à branches convergentes, contre les forceps à branches croisées ou à branches parallèles.

L'expression ne fait-elle pas mieux en comprimant non pas une surface aussi large que peut l'être celle d'une cuiller de forceps, mais la tête en totalité? De la sorte elle rapproche son action de celle des forces utéro-abdominales.

En outre la pression de l'expression est plus rapide que celle du forceps : elle est intermittente et non continue ; elle est progressive.

Dans la méthode expressive il n'entre jamais un excès de force ; par son accroissement progressif on n'emploie que la

---

(1) Ces auteurs sont cités d'après la thèse de M. Champetier de Ribes.
(2) L. DEMELIN. Du forceps. Communication à la *Société obstét. de France*, 7 avril 1899, in l'*Obstétrique*, 15 mai 1899.

force nécessaire à surmonter l'obstacle. Même la pression fût-elle forte, il est reconnu qu'une pression forte mais courte, est bien supportée, quand une pression légère mais longue, peut avoir des résultats fâcheux. Grâce aux expériences de M. Duret (1), nous savons que la compression brusque de l'encéphale produit des lésions graves, tandis qu'une compression plus forte, mais qui s'établit lentement, progressivement, peut n'entraîner aucun désordre. Donc, toute secousse, tout mouvement brusque qui seraient transmis à la tête fœtale doivent être évités avec soin.

« Une compression de courte durée, dit Joulin, même forte, est moins dangereuse pour la vie de l'enfant qu'une compression médiocre, mais soutenue pendant longtemps. » De même pour la mère, chez qui cette dernière peut produire des altérations des tissus mous et même leur mortification par troubles circulatoires. L'expression par le peu de durée de son action, par son intermittence, est sans danger pour le fœtus et pour la mère.

L'emploi du forceps présente, au contraire, toujours quelque danger. Comme dans toute intervention dans les voies génitales, il y a possibilité d'infection ; la marche naturelle de l'accouchement est changée ; l'utérus vidé plus ou moins rapidement se contracte mal ; il y a menace d'hémorragie par inertie utérine. Enfin, avec le meilleur forceps, la mort de l'enfant peut se produire par compression d'un circulaire du cordon non diagnostiqué.

En donnant ces éléments de discussion, il n'est nullement dans notre intention d'opposer l'expression du fœtus au forceps. Nous avons seulement essayé de montrer les avantages de la première sur le second quand existe une indication. Le chapitre des indications qui va suivre est donc le complément indispensable de celui-ci.

____

(1) Citées par M. Champetier dans sa thèse.

L'expression du fœtus, comme toutes les interventions en obstétrique, tire ses indications des faits cliniques. Or ceux-ci, comme nous l'avons montré dans notre étude historique, sont relativement rares ; les statistiques et même les observations isolées nous manquent encore trop pour qu'il soit permis de fixer à la méthode des limites précises. Nous essayerons de le faire en nous basant uniquement sur les cas publiés et sur notre statistique personnelle. Il sera donné plus tard à d'autres, plus favorisés que nous pour le nombre de documents, d'élargir ou de réduire nos indications.

« Les indications pour l'expression du fœtus sous chloroforme, et le forceps, dit Strassmann, sont les mêmes. Elles sont, on le comprend, plus étendues pour le forceps que pour l'expression. » Nous ajouterons, qu'elles sont très souvent différentes, et il nous semble inexact de discuter les indications de l'expression en les comparant uniquement à celles du forceps ; ce qui pour Strassmann s'explique par ce fait, qu'il ne s'adresse qu'à des présentations céphaliques.

L'expression du fœtus a, nous l'avons dit, une action dynamique et une action mécanique. Dans tous les cas par conséquent où il sera utile de faire intervenir rapidement l'une d'elles, on pourra d'abord s'adresser à l'expression.

Nous ne reviendrons pas ici sur l'action de l'expression largement étudiée au chapitre précédent. Nous ne ferons que la confirmer par des observations cliniques. Il existe pour elle, est-il besoin de le répéter, des conditions nécessaires comme pour toute intervention. Il faut un diagnostic précis de la présentation, de la position du fœtus, de son volume et des dimensions de la filière génitale. Le col doit être dilaté ou dilatable. Il ne doit exister aucune des contre-indications que nous étudions plus tard.

La poche des eaux n'a pas besoin d'être rompue ; mais il faut se préparer à terminer l'accouchement, soit que l'expression constitue le mode d'intervention unique ou ne soit qu'un acte préparatoire.

1° *Accélerer, aider ou compléter l'accouchement.* — On peut, par une expression modérée, accélérer l'accouchement chez les femmes nerveuses, hystériques, qui craignent la douleur (Schrœder). Nous ne faisons ici que rappeler ce que nous avons dit plus haut (page 88) de l'aide apportée par l'expression dans la présentation du siège pour l'extraction du tronc et surtout des bras et de la tête ; dans l'application du forceps, du basiotribe ou des lacs. De même après embryotomie elle complète l'accouchement par expulsion de la tête.

2° *Refus du forceps.* — C'est une indication qui se présente rarement à l'hôpital ; en ville elle doit exister quelquefois, si nous en croyons Playfair (1), qui dans un cas d'inertie utérine (Obs. n° 21), après avoir donné sans succès du seigle ergoté, avait décidé de faire une application de forceps, mais en fut empêché par le mari de la parturiente qui s'y opposa absolument. Malgré l'absence de contractions, il essaya l'expression qui lui permit de terminer l'accouchement.

3° *Inertie uterine et inertie abdominale.* — Ce sont naturellement les causes les plus fréquentes pour lesquelles nous sommes intervenu, surtout dans les cas d'inertie relative, dé-

____

(1) PLAYFAIR. Traité de l'art des accouchements. Trad. franç., 1879, p. 461.

nomination que nous opposons à celle d'inertie absolue, dans laquelle d'ailleurs l'expression réussit moins sûrement. Par inertie relative, nous entendons les cas dans lesquels les contractions utérines n'ont pas la vigueur nécessaire pour faire franchir au fœtus les obstacles divers de l'expulsion. Tandis que dans l'inertie absolue, la souffrance fœtale n'a pas raison d'être, dans l'inertie relative elle se manifeste trop souvent, et c'est cette souffrance qui, pour nous, est l'indication principale de l'intervention dont nous préconisons l'emploi.

Dans ces cas, très souvent, si l'inertie utérine était la cause principale de la souffrance fœtale, elle n'était cependant pas la seule. Les indications d'expression sont alors multiples comme celles des autres interventions obstétricales dans les mêmes conditions.

Observation n° 12 (personnelle). — *Sommet en O. I. D. P.* — *Inertie utérine relative.* — *Expression pour la rotation et l'expulsion*, n° 1565 du registre.

A sept heures du matin, le 20 novembre 1899, on reçoit à la salle de travail de la maternité de Lariboisière la nommée L..., âgée de 22 ans, I pare en travail depuis le 19 novembre à minuit.

Elle ignore à quel âge elle a commencé à marcher. Elle a été réglée à l'âge de 15 ans. Les dernières règles datent du 17 au 21 février 1899. Rien de particulier au cours de la grossesse. Albuminurie assez abondante à l'entrée dans le service.

Examen. Fœtus en présentation du sommet engagé en O. I. D. P. Bruits du cœur bons. Dilatation de 2 francs.

5 h. 30 soir. — La dilatation est complète. La poche des eaux se rompt spontanément.

6 h. 30. — Les contractions sont rares, peu fortes : aucun effort d'expulsion. Les bruits du cœur se ralentissent. La tête est toujours dans l'excavation, la rotation n'est pas faite.

Nous décidons d'accoucher la femme par expression. Par une première foulée, nous amenons la tête sur le plancher périnéal. Une deuxième foulée la fait apparaître entre les grandes lèvres et fait la rotation. Une troisième expulse le fœtus. Ces trois foulées ont duré en tout de 7 à 8 minutes environ.

L'enfant crie aussitôt, il pèse 2 830 grammes. Diamètres de la tête :
O. M. = 12,5. — O. F. = 11,5. — S. O. B. = 9,5. — S. O. F. = 11. —
Bi. P. = 9, — Bi. T = 7,5.

Délivrance naturelle et complète presque de suite après l'accouchement.
Suites de couches normales.

OBSERVATION n° 13 (personnelle). — *Inertie utérine.* — *Albuminurie.* —
Accouchement par expression.

La nommée M..., âgée de 24 ans, I pare est reçue à la salle de travail de
la maternité de Lariboisière, le 19 juillet 1899 à 8 heures du soir. Elle est
enceinte de 8 mois environ et en travail depuis 4 heures. Elle accuse une
fatigue générale, a de l'œdème des jambes, des troubles de la vue et de
l'albuminurie. Ses parents sont bien portants. Elle a marché à l'âge de
14 mois, a été réglée à 12 ans et demi. A l'âge de six ans, elle a eu la
fièvre typhoïde, à l'âge de 14 ans une pleurésie gauche.

Les dernières règles sont du 11 au 14 octobre 1898. Au cœur, bruit de
galop peu intense, au poumon droit des frottements au niveau de la base.

Le fœtus se présente par le sommet engagé en O. I. G. A., les bruits du
cœur sont bons, le col est en voie d'effacement et dilatable comme une pièce
de 0,50 centimes.

20 *juillet,* 9 h. m. — Le col a une dilatation d'une petite paume de main,
mais est dilatable. Le liquide amniotique est teinté de méconium. On décide de terminer rapidement l'accouchement par expression. Une première
foulée complète l'engagement, la deuxième et la troisième dilatent complètement le col et font tourner la tête, enfin une quatrième expulse la
tête.

. L'enfant crie aussitôt ; il pèse 2 820 grammes. Diamètres de la tête :
O. M. = 12,5. — O. F. = 12. — S. O. B. = 9,2. — S. O. F = 9. —
Bi. P. = 9,2. — Bi. T. = 8.

Délivrance naturelle et complète 10 minutes après l'accouchement.

OBSERVATION n° 14 (personnelle). — *Inertie utérine.* — *Membranes rompues
en ville.* — *Accouchement par expression,* n° du registre, 1415.

On apporte le 6 août 1899 à 1 heure 15 de l'après-midi à la maternité
de Lariboisière la nommée M... Joséphine, âgée de 33 ans. Elle est accompagnée par une sage-femme de la ville qui nous dit que la tête est à la
vulve sans progresser, depuis 2 heures ; les membranes sont rompues depuis
9 heures du matin, le liquide qui s'écoule est verdâtre, aucune contraction
utérine.

Cette femme est primipare âgée, elle n'a aucun antécédent, elle a marché à l'âge de 9 mois, elle a été réglée à l'âge de 15 ans, ses dernières règles datent du mois d'octobre 1898, elle est donc actuellement à terme. Aucune complication pendant la grossesse.

Examen. — Sommet à la vulve, en position O. I. D. T., bruits du cœur non perceptibles. Bosse séro-sanguine énorme. Inertie utérine. Pendant qu'on nous prévient, la sage-femme de garde cherche à réveiller les contractions par des frictions abdominales et fait de l'expression. Elle arrive ainsi en 20 minutes à assouplir les muscles périnéaux et à extraire le fœtus.

Celui-ci pèse 3 000 grammes. Diamètres de la tête : O. M. = 13,5. — O. F. = 11. — S. O. B. = 8,2. — S. O. F. = 11,4. — Bi. P. = 8,5. — Bi. T. = 7,5.

Il naît en état de mort apparente ; on le ranime et il crie au bout de 20 minutes. Délivrance naturelle et complète 25 minutes après l'accouchement.

Suites de couches normales. Au niveau de la petite lèvre droite, il existe un hématome qui disparaît 4 jours après l'accouchement. La mère et l'enfant quittent le service en bon état.

OBSERVATION n° 15 (personnelle). — *Inertie utérine.* — *Expression du fœtus*, n° 795 du registre.

G... Eugénie, âgée de 27 ans, ménagère, arrive à la maternité de Lariboisière le 16 juin à 5 heures du matin. Elle n'a jamais été malade. Réglée à 14 ans. Elle est II pare ; premier accouchement spontané à terme, fille vivante et bien portante. Dernières règles du 15 septembre. Urines normales. Présentation du sommet en O. I. G. A. engagé. Bruits du cœur irréguliers. Membranes intactes. Dilatation de 5 francs. Les contractions sont énergiques et fréquentes à l'entrée à la salle de travail.

5 h. 50. — Rupture spontanée de la poche des eaux, le liquide amniotique est légèrement teinté de méconium.

6 h. — Dilatation complète. Les contractions sont espacées. 6 h. 3/4 les contractions utérines sont toujours très rares, la femme ne fait pas d'efforts d'expulsion, les bruits du cœur sont irréguliers et l'enfant perd du méconium.

7 h. — La tête est sur le périnée, mais la malade ne pousse pas. Nous décidons de l'accoucher par expression. A la quatrième foulée, à 7 h. 15, expulsion d'un fœtus de 3 230 grammes.

Il existe un circulaire assez serré autour du cou. L'enfant crie au bout de quelques minutes.

Délivrance naturelle et complète à 7 h. 45. Suites de couches normales. L'enfant et la mère partent du service en bon état.

OBSERVATION n° 16 (personnelle). — *Inertie utérine.* — *Expression du fœtus.* — N° 817 du registre.

Ch..., Louise, âgée de 24 ans, ménagère, entre à la maternité de Lariboisière à 5 heures du matin.

Aucun antécédent héréditaire ; elle a eu la rougeole dans l'enfance, elle a marché à l'âge de 9 mois : réglée à l'âge de 15 ans.

Elle est IIe pare ; sa première grossesse s'est terminée par un accouchement prématuré à 7 mois. Les dernières règles sont du mois de septembre ; elle est donc à terme.

Rien de particulier à noter au cours de la grossesse actuelle, pas d'albumine dans les urines. Le fœtus se présente O. I. G. A., sommet engagé ; les bruits du cœur sont bons à l'arrivée. A 7 heures du matin, la parturiente est mise à la salle de travail après avoir pris un grand bain de 20 minutes. Les contractions sont faibles et espacées.

A 8 h. 30, les bruits du cœur fœtal sont sourds et irréguliers. A 8 h. 3/4, la rotation se fait spontanément. Les contractions devenant de plus en plus faibles, on prépare le forceps ; auparavant, nous essayons l'expression. La 1re foulée est faite à 8 h. 55. A la 2e, la tête apparaît à la vulve ; 4 foulées suffisent, chacune d'une durée de 20 à 30 secondes, pour terminer l'accouchement à 9 h. 4. L'enfant crie immédiatement. La délivrance naturelle et complète se fait à 9 h. 11. L'utérus est bien rétracté. L'enfant pèse 3 280 grammes.

Suites de couches normales.

OBSERVATION n° 17 (due à l'obligeance de notre ami le Dr Dubrisay). — *Inertie utérine.* — *Expression du fœtus chez une femme ayant eu une application de forceps à ses deux accouchements précédents.*

Mme X..., IVe pare, âgée de 28 ans, rien de particulier dans ses antécédents héréditaires ou personnels. Elle ignore à quel âge elle a commencé à marcher. Réglée à 15 ans, assez irrégulièrement. Première grossesse en 1894 ; accouchement prématuré de 6 mois à la suite d'une chute. Deuxième grossesse normale. Les douleurs ont commencé le 21 septembre 1895, dans l'après-midi. Elles se continuèrent toute la soirée et toute la nuit régulièrement, mais espacées. La dilatation est complète le 22 septembre à 5 heures du matin. Je romps les membranes, la tête est en O. I. G. A. Les douleurs s'espacent de plus en plus et finissent par cesser complète-

ment. A 6 h. 3o je termine l'accouchement par une application de forceps
en O.P. qui me permet d'extraire un enfant vivant du sexe féminin pesant
environ 3 000 grammes. Délivrance naturelle et complète. Suites bonnes
pour la mère et l'enfant.

Troisième grossesse en 1897, accouchement terminé par une application
de forceps faite, paraît-il, dans les mêmes conditions, pour inertie utérine
(la malade n'était pas à Paris). L'enfant a succombé quelques jours après
sa naissance.

Quatrième grossesse (actuelle). Dernières règles du 22-26 février 1899.
Grossesse normale, la malade ressent les premières douleurs le 10 décembre
à 8 heures du matin. L'enfant se présente par le sommet en O. I. G. A.
Le travail marche régulièrement, mais assez lentement.

A midi, la dilatation est de 2 francs: à 3 heures, une petite paume de
main; à 5 heures, elle est complète. Je romps les membranes : la tête
appuie sur le plancher périnéal et j'engage la parturiente à pousser. A
partir de ce moment, les douleurs cessent presque complètement; à 5 h. 10
il y a une contraction pendant laquelle la tête accomplit sa rotation, puis
il n'y a plus de douleur jusqu'à 5 h. 20, malgré les massages de l'utérus
pour y réveiller les contractions. A 5 h. 20, la tête, sous l'effet de la contraction, apparaît à la vulve. Les bruits du cœur fœtal restent bons : on ne
se hâte pas d'intervenir. Nouvel intervalle de 20 minutes, inertie utérine.

Je prends le parti de faire de l'expression utérine à la prochaine contraction. A 5 h. 40, au moment où commence la contraction, peu intense, du
reste, je saisis l'utérus à pleines mains et je fais une forte pression, pendant
qu'un aide soutient le périnée et empêche la sortie trop brusque de la tête.
A 5 h. 45, l'enfant est expulsé. Il est en bon état et pèse 3 270 grammes.

Délivrance naturelle et complète 3/4 d'heure après l'accouchement.

Suites parfaites pour la mère et l'enfant.

Il est probable que si l'on n'avait pas eu recours, dans cette circonstance,
à de l'expression utérine, on aurait été obligé de terminer par une application de forceps comme dans les deux accouchements antérieurs.

OBSERVATION n° 18 (Currier, obs. n° 1, résumée). — *Multipare.* — *Enfants*
morts. — *Inertie utérine.* — *Expression.* — *Enfant vivant.*

Il s'agissait d'une femme de 40 ans, grande multipare, anémique, mal
portante. Tous les enfants étaient soit mort-nés, soit morts dans les premiers jours qui suivaient la naissance.

---

(1) CURRIER. Cases of delivery by external pressure. *The American Journal of*
obstetrics, 1878, p. 123.

Quand C. la vit, la présentation était normale, mais les contractions très faibles. La tête se trouvait dans l'excavation. Il fit des pressions sur le fond de l'utérus à l'aide de la main gauche, la droite étant libre pour noter les progrès du travail. Dès la première contraction, l'expression fit avancer beaucoup la tête ; le travail progressa rapidement et, environ 45 minutes après le début de l'expression, l'accouchement fut terminé. Enfant bien portant.

Suites de couches normales.

OBSERVATION n° 19 (Currier, obs. n° 3, résumée). — *Inertie utérine. — Travail très long. — Expression.*

C. fut appelé par un confrère pour faire une application de forceps. L'accouchement durait depuis très longtemps. La tête était dans l'excavation et n'avait fait aucun progrès depuis plusieurs heures. Il fit de suite de l'expression et à la troisième foulée l'enfant fut expulsé. Il ne put être ranimé.

OBSERVATION n° 20 (Playfair, *The Lancet*, 1870, p. 465, n° I, résumée). — *Inertie utérine. — Expression.*

Femme multipare, âgée de 35 ans, entre en travail le 23 février 1868, à midi. Douleurs faibles, espacées. Le 24, à 3 heures du matin, le col est complètement dilaté, la poche des eaux rompue. Présentation du sommet engagée, arrivée au détroit inférieur.

Contractions impuissantes à l'expulser. P. essaie la méthode de von Ritgen ; la femme étendue sur le dos, il exerce une pression suivant l'axe du bassin, au début de chaque contraction.

La première contraction fut augmentée en force et en durée, la tête descend. Dès lors, les contractions sont plus fortes et après la sixième compression, la tête est expulsée. Elle était en O. I. D. P. La rotation s'était faite rapidement. Gros enfant qui crie aussitôt.

L'expression avait stimulé l'utérus et hâté l'expulsion.

OBSERVATION n° 21 (Playfair, *The Lancet*, 1870, p. 465, n° 2, résumée). — *Tête élevée. — Inertie utérine. — Seigle ergoté administré sans succès. — Expulsion rapide et facile du fœtus par expression.*

Femme de 25 ans, IIIe pare. Grossesse douloureuse, hydramnios, qui avait nécessité un repos de plusieurs mois. Début du travail le 10 août 1870 : douleurs faibles et espacées. A 10 heures du soir, début de dilatation. A 4 heures du matin, rupture des membranes. A 6 heures, la dilatation du col est complète, la tête s'engage ; les contractions ont cessé presque complètement. Le seigle ergoté ayant agi dans un accouchement antérieur, P. en ordonne, mais sans succès. A 11 heures du matin, le travail n'avançant pas, il décide une application du forceps. Le mari s'y oppose formellement.

Il essaie alors l'expression, malgré l'absence presque totale des contractions. A chaque foulée, la tête descend ; en 3/4 d'heure elle arrive sur le périnée. A ce moment, les contractions réapparaissent et l'accouchement se termine rapidement. Enfant vivant.

Suites de couches normales.

Si Kristeller, si Playfair sont d'avis que, même en dehors de toute contraction, l'expression peut avoir une action, qu'il suffit de remplacer les contractions absentes par des pressions intermittentes pour terminer l'accouchement par cette action mécanique, les faits que nous rapportons prouvent au contraire que cette action est limitée. Il est donc nécessaire, sauf exception, chez les grandes multipares par exemple, avec tête sur le périnée, qu'il existe des contractions pour braquer pour ainsi dire le fœtus dans l'axe du bassin, afin de permettre à l'expression d'agir. L'abolition complète des contractions est, pour nous, une contre-indication à l'expression du fœtus.

4° *Brièveté du cordon.* — *A. Brièveté naturelle.* C'est la seule indication que donne Charpentier (1) pour l'expression du fœtus. « Un seul cas peut-être, dit-il, autoriserait pour nous jusqu'à un certain point, la méthode de Kristeller, ce serait la brièveté du cordon, mais elle est bien difficile à reconnaître d'une façon précise avant la fin de l'accouchement et même dans ces cas le forceps offre dans les présentations céphaliques un moyen sûr et rapide de terminer l'accouchement ».

B. Brièveté accidentelle. — Que le cordon soit enroulé autour

---

(1) CHARPENTIER. Note de la traduction du manuel d'accouchements de Carl Schröder, 1875, p. 248.

du cou ou autour d'un membre, dès que le diagnostic peut être porté il faut essayer l'expression. Celle-ci est faite dans les meilleures conditions, car c'est presque toujours quand la partie fœtale qui se présente se trouve sur le périnée qu'on diagnostique les circulaires du cordon. Nous avons montré dans les chapitres précédents que l'expression réussit alors le mieux. D'autre part elle n'a pas les inconvénients du forceps dont les cuillers peuvent comprimer un circulaire du cou non diagnostiqué. Dans tous les cas de circulaires du cordon que nous avons observés, l'expression a toujours suffi à terminer l'accouchement par la naissance d'un enfant vivant (Obs. 15). Bidder, Strassmann ont observé des faits semblables.

Strassmann rapporte les deux observations suivantes :

OBSERVATION n° 22. — Sk..., I pare, âgée de 32 ans, à terme. Présentation du sommet en gauche antérieure. Contractions très fortes ; souffrance de l'enfant. Liquide amniotique teinté de méconium.

Bruits du cœur précipités. Expression.

Naissance d'un enfant en état d'asphyxie, ranimé au bout d'un quart d'heure et présentant un circulaire serré autour du cou.

OBSERVATION n° 23. — N.... 21 ans, I pare, à terme.

Tête sur le périnée. Contractions affaiblies.

Température 38°,2. Œdème vulvaire.

Expression. Expulsion d'un enfant cyanosé, ranimé. Circulaire autour du cou.

5° *Procidences.* — *A. Procidence du cordon.* Les procidences du cordon ont paru à quelques auteurs une contre-indication à l'expression. Les cas que nous avons observés semblent au contraire faire de l'expression une méthode de choix pour le traitement des procidences, à condition cependant qu'il soit possible de terminer rapidement l'accouchement.

On peut exprimer après réduction ou sans réduction de la procidence du cordon. En remontant à l'aide d'une main le cordon au-dessus du col ou de l'anneau de Bandl, on peut immédiatement après, par l'autre main, exprimer la partie fœtale qui se présente, la fixer et l'engager et terminer ainsi l'accouchement en prévenant une nouvelle chute du cordon.

Quand il est impossible de réduire la procidence du cordon, que la partie fœtale est fixée ou engagée par les contractions et que le cordon est serré entre elle et la filière pelvi-génitale, l'expression peut encore servir à expulser rapidement le fœtus. La compression du cordon n'en sera que peu augmentée et le temps de compression réduit au minimum.

Voir observation n° 10.

OBSERVATION n° 24 (personnelle). — *Bassin vicié, diamètre P. S. P.* $= 10^{cm},3.$ — *Procidences d'un bras et du cordon.* — *Réduction des procidences et accouchement par expression en six minutes.* — N° 97 du registre.

On reçoit le 20 janvier 1900 à la Maternité de Lariboisière à 3 heures du soir la nommée V..., âgée de 35 ans, cuisinière, en travail depuis midi.

Son père est mort de la tuberculose ; sa mère vit ; elle a eu 10 grossesses dont deux gémellaires.

Elle a marché à l'âge de 3 ans ; a été réglée à 16 ans.

Elle est alcoolique ainsi que son mari ; accouchements antérieurs : 1er à 7 mois, enfant mort et macéré. 2e spontané à terme, enfant mort et macéré. 3e spontané à terme. Fille morte à six mois avec des convulsions ; absence des bras. 4e spontané à terme, enfant mort à trois mois, avec des convulsions. 5e spontané à terme, présentation du siège : enfant vivant. Les dernières règles datent du 5 au 10 mai 1899. Elle est donc enceinte actuellement de 8 mois un quart environ.

Examen. Parenthèses fémorales et tibiales. Saillie des cartilages costaux. Présentation du sommet mobile en G. T. Bruits du cœur bons ; dilatation d'une paume de main. Bassin aplati. Diamètre promonto-sous-pubien $= 10^{cm},3.$

5 heures 40. — La poche des eaux se rompt spontanément. Le liquide amniotique est légèrement teinté de méconium. Au toucher, le col est complètement dilatable ; dans le vagin on sent le cordon qui bat et une main.

Bientôt les bruits du cœur sont irréguliers ; le cordon bat moins fort.

Il se produit une légère hémorragie tenant à une insertion basse du placenta. Introduction de la main dans le vagin : réduction difficile des procidences. Laissant la main dans le vagin, l'expression est faite par un aide. Une première foulée engage la tète. Trois autres foulées amènent la tète sur le plancher périnéal ; une dernière l'expulse. L'opération commencée à 6 h. 1 fut terminée à 6 h. 7.

L'enfant est ranimé par les moyens habituels, il crie au bout de 25 minutes. On le met en couveuse.

Poids 3 200 grammes. Diamètres de la tète O. M. = 13, — O.F. = 11. — S. O. B. = 10. — S. O. F. = 10. — Bi. P. = Bi. T. = 8.

OBSERVATION n° 25 (personnelle). — *Procidence du cordon ; réduction. Nouvelle procidence, réduction ; dilatation manuelle, expression. — Accouchement en cinq minutes d'un enfant en état de mort apparente, ranimé. — N° 431 du registre.*

La nommée D..., arrive à la consultation de la maternité de Lariboisière le 24 mars 1900 à 7 h. 30 du soir. Les membranes sont rompues depuis quarante-huit heures, le cordon procident.

Cette femme a marché à 18 mois : a été réglée à 13 ans.

Elle est IVe pare. 1er accouchement à terme et spontané ; le 2e gémellaire, le dernier à terme et spontané. Tous les enfants sont vivants.

Les dernières règles datent du 5 au 10 juillet. Elle est donc enceinte de huit mois environ.

Examen. — Fœtus en présentation du sommet mobile en gauche ; les bruits du cœur sont bons. Au toucher on constate que le bassin est normal, le col complètement effacé, la dilatation de 2 francs. Le cordon est dans le vagin. La main introduite dans la cavité vaginale arrive à remonter le cordon au-dessus de la partie fœtale. Les bruits du cœur restent bons.

9 heures du soir. La procidence existe de nouveau ; on la réduit encore.

L'orifice du col étant souple, la dilatation de 5 francs, on pratique la dilatation manuelle en même temps qu'il est fait de l'expression.

En deux foulées (durée de cinq minutes environ) le fœtus est expulsé.

Il naît en état de mort apparente, il est ranimé, et crie au bout de 15 minutes.

Délivrance naturelle et complète 20 minutes après l'accouchement.

Insertion vélamenteuse du cordon.

Poids du fœtus 3 250 grammes.

Diamètres de la tète O. M. = 13. O. F. = 11,5. S. O. B. = 10. S. O. F. = 10. Bi.P. = 8,5. Bi. T. = 8.

Suites de couches normales.

La mère et l'enfant quittent le service en bon état.

Observation n° 26 (personnelle). — *Hydramnios.* — *Procidence du cordon et de la main.* — *Expression.* — *Enfant vivant.* — N° 589 du registre.

Le 2 mai 1899, on reçoit à la salle de travail de la maternité de Lariboisière la nommée P..., âgée de 30 ans, cuisinière, en travail depuis quelques heures.

Rien de particulier dans ses antécédents héréditaires. Elle a marché à l'âge de 9 mois, a été réglée à l'âge de 16 ans et a eu la rougeole à 14 ans.

Elle est enceinte pour la troisième fois. Le premier accouchement a eu lieu à 8 mois et demi, l'enfant a vécu 19 jours. Le deuxième s'est fait à terme ; l'enfant vit ; tous les accouchements sont du même père.

Les dernières règles sont du 2-6 septembre 1898 ; elle est donc enceinte actuellement de 7 mois et demi environ.

L'abdomen est volumineux, tendu, donne à la percussion la sensation de flot. Le fœtus est mobile, se présente par le sommet en droite ; les bruits du cœur sont sourds, mais réguliers.

A trois heures moins le quart de l'après-midi, la dilatation du col est complète ; on rompt artificiellement la poche des eaux en réglant la sortie du liquide. Quantité de liquide 1 500 grammes environ. (Pour expliquer l'hydramnios, nous n'avons trouvé comme commémoratif que de l'éthylisme, d'ailleurs peu marqué chez la malade, qui est cuisinière.)

Pendant l'écoulement du liquide, la sage-femme de garde constate la procidence du cordon et d'une main ; la tête se fixe au détroit supérieur.

En la soulevant, elle essaie de réduire les procidences. Pendant qu'on nous prévient, la femme a de bonnes contractions.

Les bruits du cœur se trouvant très ralentis, la sage-femme fait de l'expression pendant la contraction. La tête, qui est en O. I. D. P., fait son mouvement de rotation et se dégage en O. P. par deux foulées d'expression. La sortie des épaules se fait rapidement. Le cordon bat faiblement ; on ranime l'enfant qui crie au bout d'un quart d'heure. Il pèse 2 070 grammes ; il est mis en couveuse.

La délivrance est naturelle et complète au bout de 10 minutes. Suites de couches normales. La mère et l'enfant quittent l'hôpital en bon état.

Observation n° 27 (personnelle). — *Procidence du cordon ; souffrance de l'enfant.* — *Expression.* — N° 810 du registre.

P... Marie, âgée de 41 ans, fleuriste, entre à la maternité de Lariboisière le 21 juin 1899, à une heure et demie de l'après-midi. Elle est en travail depuis vingt heures. Aucun antécédent héréditaire.

Elle a marché à 15 mois ; a été réglée à 14 ans. Depuis quelques années elle a une bronchite chronique.

Elle est VIIIᵉ pare. Les six premiers accouchements ont eu lieu à terme avec enfant vivant ; la septième grossesse s'est terminée par un avortement de deux mois.

Dernières règles du 29 au 31 août. Rien de particulier pendant la grossesse actuelle.

Présentation du sommet très élevé en gauche. Excès de liquide.

Bassin : promontoire accessible au loin.

2 heures. — La dilatation est complète. Bonnes contractions. Bruits du cœur fœtal réguliers.

2 h. 30. — Rupture spontanée de la poche des eaux ; bruits du cœur irréguliers ; liquide teinté de méconium. Au toucher, on constate une procidence du cordon. Nous cherchons à la réduire. Ne pouvant y réussir complètement et pendant que nous faisons préparer le forceps, nous essayons l'expression. Deux foulées suffisent à terminer l'accouchement en six minutes.

Délivrance naturelle et complète, dix minutes après l'accouchement. Longueur du cordon : 89 centimètres.

Enfant du poids de 3 100 grammes ; crie presque aussitôt.

La mère et l'enfant quittent la maternité en parfait état.

OBSERVATION n° 28 (personnelle). — *Hémorragie par décollement du placenta normalement inséré. — Accouchement méthodiquement rapide. — Procidence du cordon. — Version. — Expression et tractions. — Mort de l'enfant 7 heures après la naissance. — N° 670 du registre.*

Le 18 mai 1899, la nommée L...., âgée de 28 ans, entre à la maternité de Lariboisière pour métrorragies abondantes.

Rien de particulier dans ses antécédents. Elle a marché à l'âge de 15 mois ; a été réglée à 17 ans.

Elle est VIᵉ pare. 1ᵉʳ accouchement spontané à terme ; enfant vivant ; le 2ᵉ spontané à huit mois et demi, enfant mort ; le 3ᵉ accouchement, prématuré à 5 mois et demi ; le 4ᵉ à terme, enfant vivant ; le 5ᵉ également.

Les dernières règles datent du 29 septembre au 3 octobre 1898 ; elle est donc enceinte actuellement de 7 mois et demi environ. Elle a des pertes de sang abondantes depuis une quinzaine de jours environ, sans cause appréciable.

Examen : Fœtus en présentation du sommet mobile en gauche. Bruits du cœur bons. Col long, fermé. Bassin généralement petit ; promontoire accessible.

19 mai, à 10 heures du matin, la dilatation du col est de cinq francs environ. Les membranes sont intactes : on sent battre le cordon dans la poche des eaux. La malade continue à perdre du sang.

10 h. 40. — M. Bonnaire dilate le col par son procédé. Bien que le col soit épais, la dilatation est complète en 12 minutes ; mais l'anneau de Bandl manque de souplesse.

Version difficile pour la recherche des pieds et la rotation.

L'extraction du fœtus est faite par l'expression et de légères tractions.

Le placenta suit immédiatement le fœtus, avant qu'on ait le temps de couper le cordon.

L'enfant naît étonné ; il est facilement ranimé ; il pèse 1750 grammes. Il meurt huit heures après la naissance.

Autopsie. — Rien de particulier dans la cage thoracique et l'abdomen. Crâne : Les deux tiers postérieurs de la face convexe du lobe gauche sont couverts par une nappe sanguine. A la base du crâne, on trouve également du sang, surtout collecté dans la fosse occipitale. Le sang est liquide et siège entre la dure-mère et l'arachnoïde. Hémorragie méningée sus-arachnoïdienne.

Le lobe droit du cerveau ne présente rien de particulier.

Les ventricules sont libres. Le canal médullaire et la moelle sont normaux.

OBSERVATION n° 29 (BIDDER. 2ᵉ de la 3ᵉ série, résumée). — *Procidence du cordon. — Expression.*

Une primipare accouche prématurément au 8ᵉ mois de deux jumeaux. On n'a pas de renseignements sur la rupture de la poche des eaux. Une heure après la naissance du premier fœtus, on trouve une procidence du cordon près de la tête du second. Expression en cinq minutes.

Enfant légèrement asphyxié, ranimé. Bien portant.

OBSERVATION n° 30 (BIDDER. 3ᵉ de la 3ᵉ série, résumée). — *Procidence du cordon. — Expression.*

Une primipare à terme est en travail ; les contractions sont bonnes. La poche des eaux est rompue et la tête à la vulve. Il y a procidence du cordon. On fait l'expression associée à la manœuvre de Ritgen et l'éphysiotomie, en quelques minutes. Enfant en état d'asphyxie, ranimé. Il meurt au bout de quelques heures.

Observation n° 31 (Bidder, 4ᵉ de la 3ᵉ série, résumée). — *Procidence du cordon. — Expression.*

La femme, II pare, est en travail depuis 15 heures. On rompt la poche des eaux à la dilatation complète. Procidence du cordon. Expression en deux foulées. Enfant vivant.

Observation n° 32 (Kristeller, nᵒ 8, résumée). — *Présentation de l'épaule avec procidence du cordon. — Version par manœuvres externes. — Présentation du sommet en O. I. G. P. — Accouchement par expression.*

R..., 36 ans, petite, X pare. Version à la sixième grossesse avec enfant mort ; présentation du siège à la neuvième grossesse.

Examen. — Présentation de l'épaule gauche en dorso-postérieure. Col : dilatation de 7 centimètres, très extensible. Poche des eaux intacte, cordon dans la poche des eaux. Le travail durait depuis 36 heures, les contractions avaient cessé depuis 4 heures.

K. fit la version par manœuvres externes. Présentation du sommet en O. I. G. P. La femme étant impatiente d'être délivrée, les parties molles étant très souples, le bassin large, K. fit l'expression.

Les foulées étaient peu douloureuses. Le col cédait facilement ; la rotation se faisait régulièrement. La tête se trouve en transverse après 10 compressions d'une durée de 16 minutes. Bientôt la poche des eaux se rompt, la tête se trouve sous l'arcade des pubis. Après douze autres compressions d'une durée de 6 minutes, la tête se dégage. A la dernière compression, étaient survenues de bonnes douleurs.

Délivrance naturelle et complète.

Suites de couches normales.

Ce cas est un exemple de la rotation que l'expression peut faire exécuter à la tête, comparable à celle d'une terminaison spontanée. De plus, on a pu mener à bien, sans introduction manuelle, un accouchement avec présentation du tronc et procidence du cordon, exclusivement par manœuvres externes.

Procidence des membres. — Il est souvent difficile, comme on le sait, de réduire une procidence d'un membre, surtout si la partie fœtale qui se présente est profondément engagée. S'il est, dans ce cas, nécessaire d'accélérer l'accouchement, l'application du forceps est pénible et quelquefois impossible. Nous croyons que l'expression peut rendre dans ces conditions de réels services. Même s'il est possible de réduire la procidence du membre avec ou sans anesthésie, il sera utile, pour prévenir une nouvelle procidence et pour hâter l'accouchement de faire de l'expression du fœtus.

Voir observations numéros 24 et 26.

Observation n° 33 (personnelle). — *Accouchement prématuré gémellaire.* — *Accouchement spontané du premier jumeau en O. I. G. A ; deuxième fœtus, sommet, procidence des mains et des pieds.* — *Accouchement par expression,* n° 673 du registre.

Cette femme est envoyée à la maternité de Lariboisière le 19 mai 1899, à dix heures du matin, avec le diagnostic de grossesse gémellaire. Elle n'a aucun antécédent héréditaire ou personnel. Pas de gémellité dans la famille. Elle a marché à l'âge de deux ans ; a été réglée à l'âge de 15 ans. Elle est V pare ; tous les accouchements ont eu lieu à terme, spontanément. Elle ignore la date de ses dernières règles ; d'après la hauteur de l'utérus, elle est enceinte de 7 mois et demi environ.

Les fœtus se présentent, le premier, par le sommet engagé en O. I. G. A ; le second transversalement, la tête dans la corne utérine droite. A l'auscultation, deux foyers ; un au-dessus de l'ombilic, l'autre en bas et à gauche.

Au toucher, col dilatable, poche des eaux intacte ; bassin normal.

6 h. soir. — Dilatation d'une petite paume de main.

9 h. soir. — Dilatation complète, rupture spontanée des membranes, expulsion d'un fœtus du poids de 2 100 grammes.

On verticalise l'utérus et on ramène vers le détroit supérieur la tête du deuxième fœtus. On rompt la poche des eaux ; il y a procidence des deux pieds, du bras gauche et de la main droite. La femme a des contractions très faibles, elle fait peu d'efforts, les bruits du cœur se ralentissent. On fait l'expression, l'accouchement est terminé en deux minutes. Les membres inférieurs du fœtus sont en attelles le long du tronc et se dégagent avec lui, comme dans le cas de siège décomplété mode des fesses.

L'enfant conserve l'attitude des membres après la naissance ; il a des ecchymoses sur les membres, début de bosses séro-sanguines. Poids 2 130 grammes.

Délivrance spontanée 15 minutes après l'accouchement. Placentas séparés.

Le premier jumeau mis en couveuse meurt trois semaines après la naissance sans phénomènes particuliers (13 juin).

Le deuxième jumeau, celui qui nous intéresse, car il est né par expression, fut mis également en couveuse. Le 27 mai (huit jours après l'accouchement) vers six heures du matin, il est pris subitement de convulsions avec contracture des membres, cyanose. Malgré le traitement (bains, insufflation, oxygène) il meurt à 5 heures du soir. Température normale jusqu'à la mort (36°,8).

Autopsie (l'enfant a été placé sur le ventre depuis le moment de la mort jusqu'à l'autopsie).

A l'ouverture de la boîte crânienne, il s'écoule une sérosité sanguinolente assez abondante. Les hémisphères cérébraux apparaissent infiltrés de sérosité. Hémorragie le long des vaisseaux, dans les régions rolandiques et sylviennes, surtout la droite. Rien à la base du cerveau.

Dans le canal rachidien, hémorragie profuse dans les régions cervicale, dorsale supérieure et lombaire. La région dorsale inférieure est peu injectée. Dans ces régions, la moelle est molle, diffluente, baignant dans une gaine sanguinolente.

Rien de particulier dans les cavités thoracique et abdominale.

En somme, hémorragie des centres nerveux, se traduisant par des convulsions, de la contracture, de la cyanose, huit jours après la naissance.

OBSERVATION n° 34 (personnelle). — *Procidence du bras gauche réduite.* — *Bassin vicié. — Accouchement par expression,* n° 681 du registre.

Le 22 mai 1899, à 10 heures du matin, on apporte de chez une sage-femme de la ville, à la maternité de Lariboisière la nommée C..., couturière, âgée de 29 ans. Elle est en travail depuis le 21 au matin ; le soir à 6 heures, le travail ne progressant pas, la sage-femme rompit les membranes. Aucun résultat le matin, au moment de l'arrivée dans le service. Sa mère est morte d'une affection cardiaque, son père et deux de ses frères de la tuberculose. Elle a marché à l'âge de deux ans : a été réglée à 15 ans. Chlorotique.

Elle est VII pare. Tous les accouchements ont eu lieu à terme, spontanément ; les enfants sont vivants, sauf le troisième. La mère les a tous nourris, elle-même, au sein.

Les dernières règles sont du commencement d'août 1898 ; elle est donc à peu près à terme.

Stigmates rachitiques : parenthèse tibiale, bosses frontales saillantes, sternum inégal, palais ogival.

Le fœtus se présente par le sommet, mobile en gauche au détroit supérieur ; il existe une procidence complète du bras gauche ; les bruits du cœur sont bons.

Pour réduire la procidence, M. Bonnaire est obligé d'introduire la main toute entière dans le vagin, et de pénétrer assez haut dans l'utérus en raison de l'obstacle opposé par l'anneau de contraction. La réduction vaginale effectuée, à mesure que la main se retire, nous faisons, par expression, l'engagement de la tête. Après réduction, le col revient sur lui-même. Par le toucher, on constate que le diamètre promonto-sous-pubien est de $11^{cm},2$, mais que le promontoire est bas situé.

Les bruits du cœur restent bons ; les contractions sont meilleures. Une heure après la réduction, la dilatation du col est redevenue presque complète. Trois foulées d'expression suffisent alors à terminer l'accouchement.

L'enfant pèse 3 880 grammes ; il crie aussitôt. Diamètres de la tête : O. M. $= 13.$ — O. F. $= 11,5.$ — S. O. B. $= 9.$ — S. O. F. $= 9,9.$ — Bi. P. $= 8,9.$ — Bi. T. $= 7,8.$

Délivrance naturelle et complète cinq minutes après l'accouchement. Une demi-heure après la délivrance, la femme se plaignant de souffrir dans le ventre, on expulse, par massage utérin, quelques caillots et on fait une njection intra-utérine.

Suites de couches normales.

6° *Accouchement du 2ᵉ jumeau dans les accouchements gémellaires.* — Dans les accouchements gémellaires, il y a souvent indication, après l'expulsion du premier fœtus, de terminer l'accouchement par l'expulsion du second, soit que celui-ci ait souffert, soit surtout pour éviter les dangers d'une rétention prolongée du placenta. L'expression, dans ce cas, ne fait, quelquefois, que compléter les manœuvres externes qui ont verticalisé l'utérus après la sortie du premier fœtus et rendu longitudinale la présentation du second fœtus. Enfin, si on a fait une intervention sur le premier jumeau, on peut terminer l'accouchement par expression du second. sous chloroforme.

Observation n° 35 (personnelle). — *Grossesse gémellaire.* — 1ᵉʳ *accouchement fait en ville, par le sommet.* — 2ᵉ *accouchement à 15 heures d'intervalle par expression (présentation du siège).* — N° 596 *du registre.*

La nommée L..., âgée de 40 ans, VIᵉ pare, est transportée le 4 mai 1899, à 7 heures du soir, à la maternité de Lariboisière, venant de chez une sage-femme de ville. A 3 heures du matin elle était accouchée chez celle-ci d'un enfant pesant 3 420 grammes. Après l'accouchement on avait constaté la présence d'un second fœtus. L'absence de contractions et la rétention du premier placenta nécessitèrent le transport à l'hôpital.

Cette femme n'a plus ses parents ; sa mère était alcoolique. Elle ne sait quand elle a commencé à marcher ; elle a été réglée à l'âge de 17 ans.

Les cinq premiers accouchements ont eu lieu à terme ; tous les enfants vivent sauf le dernier, mort par une complication de coqueluche.

Les dernières règles datent du 1er au 6 août 1898 ; elle est donc près du terme. Aucun incident pendant la grossesse actuelle.

A son arrivée nous constatons une présentation du siège complète, élevée, mobile en droite.

Les bruits du cœur sont bons ; la poche des eaux intacte. Le promontoire est accessible.

Les contractions sont très faibles et espacées.

A 9 heures et demie du soir, la poche des eaux se rompt spontanément ; nous engageons facilement le siège par expression ; quatre foulées suffisent pour terminer l'accouchement sans tractions. L'utérus est toujours très mou ; il y a une légère hémorragie qui oblige à extraire manuellement le premier placenta inséré bas, et décollé en partie, puis le deuxième placenta. Injection intra-utérine : injection d'ergotinine.

L'enfant pèse 2 050 grammes, il est en bon état.

Le premier jumeau pesait 3 320 grammes. Les suites de couches sont normales. La mère et les enfants quittent le service en bon état.

OBSERVATION n° 36 (personnelle). — *Grossesse gémellaire. — Expression pour le second fœtus. — Hémorragie post-partum. — N° 1556.*

Nous recevons, le 4 octobre 1899, au dortoir des femmes enceintes de la maternité de Lariboisière, la nommée L..., âgée de 19 ans, pour des varices et de l'œdème des membres inférieurs avec albuminurie.

Ses parents et ses frères et sœurs sont bien portants. Une cousine germaine a eu une grossesse gémellaire. Elle ne sait quand elle a commencé à marcher. Elle a été réglée à 11 ans.

Elle est IIe pare. 1er accouchement à terme il y a 3 ans, enfant vivant, bien portant.

Les dernières règles datent du 4 au 8 janvier 1899 ; elle est donc enceinte de huit mois environ à son entrée.

Examen. — Grossesse gémellaire ; fœtus à peu près égaux se présentant le 1er en O. I. D. A. ; le second ayant le siège au-dessus de la tête du premier, et la tête au fond de l'utérus, à droite ; deux foyers d'auscultation.

18 *novembre.* — La femme entre en travail. Elle expulse spontanément le premier fœtus placé en O. I. D. P. à 3 h. 40 de l'après-midi. Après la sortie du premier fœtus on constate la présence de la tête du second au-dessus du détroit supérieur. Pendant que la sage-femme maintient la tête dans sa situation, nous rompons la poche des eaux, artificiellement, pour la fixer. Elle se présente en O. I. D. P. ; on la ramène facilement en O. I. D. T.

Pendant 20 minutes, aucune contraction. La malade se plaint de quelques douleurs, simulant celles de contractions ; nous tentons à deux reprises, sans succès, l'expression. Les deux foulées d'expression n'arrivent qu'à engager la tête.

A 4 h. 5, c'est-à-dire 25 minutes après la sortie du 1er fœtus, la femme a une bonne contraction. Nous l'accouchons en une seule foulée d'expression.

Fœtus, 1er — poids 2 880. Diamètres de la tête O. M. = 13. — O. F. = 10,8. — S. O. B. = 9. — S. O. F. = 9,2. — Bi. P. = 9. — Bi. T. = 7,5. 2e — poids 3 650. — Diamètres de la tête : O. M. = 12,4. — O. F. = 11. — S. O. B. = 9,5. — S. O. F. = 10,6. — Bi. P. = 8,5. — Bi. T. = 8.

Délivrance naturelle et complète 20 minutes après l'accouchement. Après la délivrance, la femme a une hémorragie (caillots et sang liquide).

L'utérus est mou. Nous mettons de suite le main dans l'utérus, le vidons de ses caillots et faisons une injection chaude. L'hémorragie s'arrête ; l'utérus se rétracte.

Suites de couches normales.

La mère et les enfants quittent le service en bon état.

OBSERVATION n° 37 (KRISTELLER, n° I, résumée). — *Grossesse gémellaire. — Extraction : le premier enfant meurt. — Expression : le second enfant vit. — Mère bien portante.*

L..., I pare, en travail depuis douze heures. Grossesse gémellaire. Inertie utérine : dilatation de 6^{cm},5 ; poche des eaux rompue.

1er fœtus en présentation du siège complète en S. I. G. A ; pas de battements du cœur.

Extraction, difficile pour les bras et la tête. Enfant non ranimé.

2e fœtus, également en présentation du siège. Les contractions sont assez faibles, la femme très fatiguée. Expression une demi-heure après la naissance du 1er fœtus. Après les premières foulées, la poche des eaux apparut à la vulve, puis le siège ; celui-ci descend à mesure que la compression continue ; le tronc, les épaules sortent facilement. La tête est plus difficile à faire passer. K. avec deux doigts de la main droite, presse sur les épaules, tandis qu'avec la main gauche il comprime le fond de l'utérus ;

la tête fut facilement extraite de la sorte. L'enfant se mit aussitôt à crier. Les suites de couches furent normales.

OBSERVATION n° 38 (BIDDER, 1re de la 3e série, résumée). — *Grossesse gémellaire. — Fœtus macéré. — Expression.*

La femme, IIe pare, accouche un peu avant terme ; elle a une grossesse gémellaire. Après la rupture de la poche des eaux, il se présente une tête ramollie. Pour réduire le temps d'action du fœtus macéré sur la mère on fait de l'expression et 12 minutes après la rupture de la poche des eaux, l'enfant est expulsé.

OBSERVATION n° 39 (BIDDER, 5e de la 3e série, résumée). — *Grossesse gémellaire. — Basiotripsie sur le premier fœtus. — Expression du second.*

Une I pare, avec grossesse gémellaire, accouche au 8e mois. Elle arrive à l'hôpital après 50 heures de travail.

Endométrite. Contractions faibles. Le premier fœtus est mort, on fait la basiotripsie et on l'extrait. On rompt la deuxième poche des eaux et on exprime rapidement le deuxième fœtus. Le tout presque sans contractions. Le second fœtus est vivant. Les suites de couches sont pathologiques. Endométrite. Erysipèle.

La femme quitte le service guérie.

OBSERVATION n° 40 (BIDDER, 7e de la 3e série, résumée). — *Grossesse gémellaire. — Inertie utérine. — Hémorragie après la naissance du 1er fœtus. — Expression du second fœtus.*

Primipare âgée de 16 ans, enceinte de 8 mois. Grossesse gémellaire. Le premier fœtus se présente par le siège ; après sa sortie, forte hémorragie. On rompt de suite la seconde poche des eaux.

Les contractions utérines ont cessé, l'hémorragie est toujours abondante.

On fait l'expression 15 minutes après la naissance du premier fœtus, en deux ou trois foulées, sans contractions.

L'enfant naît vivant, il meurt bientôt de faiblesse congénitale.

Les bons résultats de l'expression pour l'expulsion du 2e jumeau dans les grossesses gémellaires, sur lesquels insistaient déjà Bidder et Max Runge, s'expliquent par les conditions mêmes dans lesquelles on intervient. Les obstacles à vaincre sont en effet réduits au minimum, la résistance due au col est faible, celle par les parties molles, et surtout par le périnée, est nulle. Les contractions utérines seraient-elles même très peu actives, il est encore possible par action mécanique de l'expression d'amener le second fœtus à la vulve et de l'expulser. Ceci est d'autant plus vrai qu'on agit plus près de l'accouchement du premier fœtus.

7° *Accouchements dans les bassins moyennement rétrécis.* — Dans les bassins moyennement rétrécis, l'expression du - fœtus est capable, soit d'engager la tête et de terminer l'accouchement, soit d'expulser une tête engagée, soit enfin de se combiner au forceps. Son rôle est restreint.

Le succès dépend, on le comprend, des proportions réciproques de la tête du fœtus et du bassin. Nous ne reviendrons pas ici sur ce que nous avons dit de la méthode de Hofmeier et de l'expression combinée.

Mais comme on peut le voir dans les observations qui suivent, nous n'avons employé l'expression qu'après avoir d'abord abandonné l'accouchement aux forces naturelles. Ce n'est qu'au moment où l'expectation doit prendre fin, quand l'enfant souffre, quand l'état de la femme périclite, ou qu'il se produit une complication, qu'il faut intervenir. Nous ne l'avons jamais fait avec insistance et si l'expression semblait échouer après quelques foulées, si l'accouchement restait stationnaire, nous combinions l'expression et le forceps ou nous adressions à un autre mode opératoire.

En tous cas, l'expression n'a été pratiquée que dans les bassins où l'accouchement spontané est possible avec des enfants de poids moyen ; c'est-à-dire les bassins moyennement rétrécis de 11 centimètres à 8 centimètres et demi.

En effet, d'après une statistique de Guerlain, que cite M. Bonnaire (1) nous trouvons que sur 1 036 femmes atteintes

---

(1) TARNIER et BUDIN. Traité de l'art des accouchements. Dystocie, p. 108.

de viciation rachitique, observées à la maternité de 1884 à 1892, 481 sont accouchées à terme et spontanément. Parmi ces 481 dernières femmes ;

271 offr. un rétr.-pelv. de 11ᶜ à 9ᶜ,5. Le poids moyen des enfants fut de 3 221ᵍʳ.
167 — 9ᶜ,5 à 8ᶜ,5. — 3 160ᵍʳ.
43 — au-dessous de 8ᶜ,5. Le p. m. des enfants fut de 3 137ᵍʳ.

C'est dans des cas de ce genre que nous nous sommes cru autorisé à tenter l'accouchement par expression, toujours avec lenteur et modération pour éviter les lésions de la tête fœtale (enfoncements, fractures).

Quatre fois également, l'expression a pu terminer l'accouchement dans des bassins généralement rétrécis où l'on s'accorde avec Michaëlis et Litzmann à voir la variété la plus défavorable. Peut-être, est-ce parce que l'expression respecte mieux encore que le forceps, le mécanisme de l'accouchement dans ce genre de rétrécissement ; qu'elle l'exagère même, en fléchissant au maximum la tête. Voir observation 24.

Observation n° 41 (personnelle). — *Bassin vicié.* — *Diamètre P. S. P.* $= 10^{cm},2.$ — *Accouchement par expression.* — N° du registre 1020.

La nommée C..., Louise, âgée de 26 ans, entre à la salle de travail de la maternité de Lariboisière le 30 juillet 1899, à 9 heures du soir. Elle a commencé à ressentir des douleurs à 7 heures du soir.

Elle est IIᵉ pare ; elle ne sait à quel âge elle a commencé à marcher. Elle a été réglée à 14 ans.

La première grossesse s'est terminée spontanément, à terme, après un travail très long. L'enfant est vivant, mais il est paralysé depuis trois mois. Elle est devenue enceinte pendant qu'elle le nourrissait.

Elle est bien constituée ; aucun stigmate rachitique au niveau du squelette. Le fœtus se présente par le sommet fixé en O. I. G. T. Les bruits du cœur sont bons. Le col a une dilatation de 2 francs ; les membranes sont intactes. Le bassin est aplati d'avant en arrière ; le diamètre promonto-s.-pubien est de $10^{cm},2.$

A 11 heures du soir, dilatation d'une petite paume de main ; contractions plus faibles. A 3 h. 30 du matin, la dilatation est complète, la tête engagée en transverse ; la poche des eaux se rompt spontanément. La femme est fatiguée ; l'expression faite sur le fond de l'utérus descend facilement la tête sur le périnée et fait la rotation et l'extraction.

L'enfant pèse 3 200 grammes. Diamètres de la tête : O. M. = 13, O. F. = 11, S. O. B. = 8,5, S. O. F. = 11, Bi. P. = 8,5, Bi. T. = 7. Rien de particulier à noter sur elle.

La délivrance se fait spontanément 20 minutes après l'accouchement.

OBSERVATION n° 42 (personnelle). — *Bassin justo-minor.* — *Inertie utérine chez une primipare âgée.* — *Accélération du travail par l'écarteur Tarnier. Tête mal ossifiée.* — *Tentative d'application du forceps.* — *Expression du fœtus.* — N° 823 du registre.

Le 21 juin 1899 entre à la maternité de Lariboisière, la nommée D..., 1re pare. Dernières règles fin août. Urines normales. Rien de particulier à noter à l'examen des viscères et du squelette. Bassin généralement rétréci.

Le 22 juin, à 11 heures du matin, nous appliquons l'écarteur Tarnier, le col étant resté à peine dilatable depuis l'entrée à la salle de travail. Pression de 700 grammes. A 7 h. 30 du soir, nous enlevons l'écarteur ; la dilatation est d'une grande paume de main et la poche des eaux rompue. Le liquide est verdâtre ; les bruits du cœur rapides, mais réguliers.

On donne à la femme un bain d'une heure.

8 h. 30 soir. Dilatation complète. Contractions utérines rares. Minuit. Les bruits du cœur deviennent irréguliers. Le fœtus se présente par le sommet en droite postérieure ; la rotation n'est pas faite. Nous essayons de la faire par la manœuvre de Tarnier, nous réussissons à moitié ; nous la complétons *en associant la manœuvre de Tarnier à l'expression*, le tout pendant la contraction.

La tête ne progresse pas. Nous tentons une application du forceps qui dérape sur les os du crâne mal ossifiés. Quelques frictions sur l'abdomen réveillent la contraction ; une seule foulée d'expression suffit à terminer l'accouchement. Durée de l'expression : 3 minutes. L'enfant crie aussitôt.

Délivrance naturelle et complète 10 minutes après l'accouchement. Enfant : garçon, 2 970 grammes. Longueur 46 centimètres. Diamètres céphaliques : O. M. = 13, O. F. = 11,5, S. O. B. = 9, S. O. F. = 10,5, Bi. P. = 8,5, Bi.T. = 8.

Suites de couches normales. L'enfant et la mère sortent du service en bon état.

Observation n° 43 (personnelle). — *Présentation de l'épaule. — Dilatation bi-manuelle. — Version. — Expression sans tractions. — Bassin rétréci. Diam. P.S.P. =* 10ᶜᵐ, 6. *—* N° 54 *du registre.*

Le 13 janvier 1900, à une heure du matin, une sage-femme agréée de l'hôpital Bichat amène à la maternité de Lariboisière la nommée L..., âgée de 29 ans, avec le diagnostic de présentation de l'épaule. Elle n'a plus ses parents ; sa mère est morte d'une hémorragie de la délivrance ; son père de la tuberculose. Elle a été réglée à 14 ans ; ses règles sont toujours très abondantes. Leucorrhée intense. A 25 ans, elle a eu une congestion pulmonaire.

Elle est IIIᵉ pare ; 1ᵉʳ accouchement à terme. Enfant vivant, scoliotique. 2ᵉ accouchement, à terme, fille morte de la méningite.

Les dernières règles datent du 8 au 15 mars 1899 ; elle est donc à terme actuellement. Pendant la grossesse elle a eu à deux reprises des hémorragies.

Examen. — Présentation de l'épaule gauche en A. I. D. Les bruits du cœur sont bons, les membranes rompues ; la dilatation entre 2 et 5 francs. Le bassin aplati ; le diamètre promonto-sous-pubien étant de 10ᶜᵐ,6.

7 h. 30. M. Bonnaire dilate le col par son procédé ; la dilatation est complète en 6 minutes. Il fait la version ; l'extraction est faite par expression, sans traction, le pied servant de conducteur. Le fœtus avait le tronc tordu, de sorte que la tête étant portée vers la gauche, c'était la partie supérieure gauche du thorax qui se trouvait à l'orifice de dilatation et portait la bosse séro-sanguine. Le bras gauche était porté en arrière sur le dos, au lieu d'être sur le plan ventral. L'examen du bras et des os de l'avant-bras pouvait donc faire penser à une présentation dorso-postérieure.

Fœtus du poids de 3 050 grammes. Diamètres de la tête : O. M. = 13. — O. F. = 11. — S. O. B. = 9. — S. O. F. = 10,3. — Bi. P. = 9,2. — Bi. T. = 7.

La délivrance ne s'étant pas faite au bout de 40 minutes et la femme perdant quelques caillots, on pratique la délivrance artificielle.

Observation n° 44 (personnelle). — *Bassin généralement rétréci. — Inertie utérine. — Expression. — Mort de l'enfant (syphilitique). —* N° 1192 *du registre.*

La nommée H... est reçue à la salle de travail de la maternité de Lariboisière en début de travail le 5 septembre 1899, à 3 heures du matin.

Son père est mort de la variole, sa mère de la tuberculose.

Elle a marché à l'âge de 22 mois ; a été réglée à 16 ans. A eu la rougeole et la coqueluche.

Elle est II pare. La première grossesse s'est terminée en 1897 par un accouchement prématuré de 6 mois et demi : enfant mort et macéré. Elle a des stigmates rachitiques : parenthèse tibiale, bosses frontales saillantes, palais ogival. — Matité à la percussion au sommet des poumons, rudesse de la respiration à gauche, à l'auscultation.

Dernières règles : janvier 1899, elle est actuellement près du terme.

Examen. — Sommet élevé, mobile en gauche. Bruits du cœur lents. Col dilaté comme 0,50 centimes. Bassin généralement rétréci.

3 h. du soir. — Dilatation d'une petite paume de main ; travail lent, contractions irrégulières, sommet encore mobile.

9 h. du soir. — Dilatation complète : on rompt la poche des eaux ; le liquide amniotique est teinté de méconium. Les contractions sont espacées et peu énergiques. La tête est engagée.

On décide de terminer l'accouchement par expression ; trois foulées, faites en neuf minutes suffisent à expulser la tête.

Après l'expulsion du fœtus il s'écoule un flot de liquide amniotique très teinté de méconium.

L'enfant naît étonné ; il y a peu de battements dans le cordon. On essaie de ranimer l'enfant, il pèse 3 150 grammes. Diamètres de la tête : O. M. = 12,5. — O. F. = 11,5. — S. O. B. = 9,5. — S. O. F. = 10,5. — Bi. P. = 8. — Bi. T. — 7,5.

Malgré les frictions, les bains et l'insufflation les battements du cœur de l'enfant s'affaiblissent ; il meurt trois quarts d'heure après la naissance.

Délivrance naturelle et complète dix minutes après l'accouchement. Placenta, poids de 670 grammes.

Autopsie. Rate et foie syphilitiques. Rien de particulier au niveau des centres nerveux.

Observation n° 45 (personnelle). — *Expression.* — *Défaut de rotation de la tête dans un bassin généralement petit, asymétrique, aplati par atrophie du côté gauche en rapport avec celle du membre inférieur.* — N° 1321 du registre.

La malade entre à la maternité de Lariboisière le 29 septembre 1899 à 4 heures du matin. Elle est en douleurs depuis deux heures du matin. Elle a des contractions espacées.

Examen. — Présentation du sommet en G. T. mobile au détroit supérieur. Bruits du cœur réguliers. Col effacé, dilaté comme un franc. Bassin généralement petit, promontoire situé assez bas. Diamètre P-S-P. = 10^{cm},4.

L'aileron sacré du côté gauche est moins développé que le droit. Le bassin est aplati du côté gauche ; il est asymétrique, aucun stigmate rachitique. Ce qui frappe, c'est la différence de développement des deux membres inférieurs. Celui du côté gauche est atrophié et plus court que le droit. La malade cependant ne boite qu'en courant. L'atrophie porte également sur les muscles et le squelette.

Au niveau de l'articulation tibio-tarsienne gauche, il existe des cicatrices opératoires. La malade a eu vers l'âge de 5 ans une tumeur blanche (ou une ostéomyélite ?) qu'on a traitée jusqu'à l'âge de 10 ans.

Dernières règles du 20 au 23 décembre 1898. Elle est donc à terme.

30 septembre. Contractions faibles ; la tête se fixe.

6 heures du soir. Nous appliquons l'écarteur Tarnier (dilatation de 2 francs, membranes intactes) avec une force de 400 grammes. Contractions plus fréquentes.

9 h. 30. Dilatation d'une petite paume de main.

A 10 heures du soir, nous enlevons l'écarteur.

1er octobre. A 4 heures du matin. La dilatation est complète. Sommet engagé en G. T.

La poche des eaux se rompt spontanément.

6 heures. Contractions fréquentes. Bosse séro-sanguine volumineuse.

La tête est au détroit inférieur, la rotation ne se fait pas. Les bruits du cœur sont précipités.

Nous faisons trois foulées d'expression sans résultat. Nous essayons sans plus de succès une application de forceps rendue difficile par l'aplatissement du côté gauche du bassin et la résistance des parties molles chez une primipare.

Nous faisons à nouveau de l'expression et en même temps nous essayons manuellement de faire la rotation d'abord en O. P., puis en O. S. Cette dernière manœuvre ne fut effectuée qu'incomplètement, et la tête se dégagea selon un diamètre oblique en gauche postérieure, dans une foulée d'expression.

Fœtus de 2 810 grammes. Diamètres de la tête : O. M. = 13, 5, — O. F. = 10,5, — S. O. B. = 8,7, — S, O. F. = 10,1, — Bi. P. = 8,2, — Bi. T. = 7,5.

D'après le dégagement et la situation de la bosse séro-sanguine, il était probable que la tête d'abord en G. T., en flexion forcée pendant l'engagement, s'inclinant ensuite sur son pariétal postérieur, s'était ensuite défléchie légèrement à cause de l'aplatissement gauche du bassin et n'avait pu opérer sa rotation. Ce qui explique le dégagement anormal en oblique.

La délivrance naturelle se fait 2 minutes après l'accouchement.

Suites de couches normales.

La mère et l'enfant quittent le service en bon état.

Observation n° 46 (personnelle). — *Bassin généralement rétréci et aplati.* — *Diamètre P. S. P. = 9^cm,7. — Durée du travail, 40 heures. — Expression pour l'engagement de la tête et l'accouchement. — Mort de l'enfant.*

La nommée P..., âgée de 25 ans, Ire pare, entre à la salle de travail de la maternité de Lariboisière le 2 octobre 1899, à 2 h. 30 du matin. Elle est en douleurs depuis la veille à 7 heures du soir ; à son entrée, le col est dilaté comme une pièce de 1 franc.

Aucun antécédent héréditaire ; elle a marché à l'âge de 18 mois, a été réglée à 15 ans ; elle a eu la rougeole et une bronchite.

Les dernières règles datent du 20 au 30 décembre 1898, elle est donc à terme.

Examen. — Membres inférieurs courts, déformés. Dents rachitiques ; voûte palatine ogivale, bosses frontales saillantes. Fœtus en présentation du sommet, mobile au détroit supérieur en D. T. Bruits du cœur bons. Bassin généralement rétréci, nombreux faux promontoires sacrés, faux promontoire lombaire. Vrai promontoire pas très élevé. Diamètre P. S. P. = 9^cm,7.

9 heures. On rompt la poche des eaux pour fixer la tête.

3 heures. Pas de progression du travail ; col dilatable.

4 h. 30. La tête s'incline sur son pariétal postérieur. Bruits du cœur bons.

7 heures. L'asynclitisme postérieur de la tête est plus accusé.

Pendant la nuit, la malade a des contractions très faibles, le travail progresse peu.

3 octobre, 9 heures du matin. — La dilatation est d'une petite paume de main.

10 heures. — Il ne reste que la lèvre antérieure du col. Bosse séro-sanguine énorme qui masque les sutures et empêche de se rendre compte de l'inclinaison de la tête. Cependant, en abaissant fortement la main sur le plan du lit, on arrive à sentir la suture sagittale en arrière du pubis. Les bruits du cœur sont précipités.

11 heures moins 5. — Une première foulée d'expression fait bomber le périnée. Cinq minutes après, une deuxième foulée fait redresser la tête ; le doigt dirigé dans l'axe du détroit inférieur sent facilement la suture sagittale qui est dans le centre du bassin ; l'engagement est fait. A onze heures un quart, on fait apparaître la tête à la vulve. Les contractions sont faibles ; les bruits du cœur irréguliers. A onze heures vingt, une nouvelle foulée d'expression fait accoucher la femme.

L'enfant ne fait pas un mouvement ; on l'insuffle ; les battements du cœur persistent pendant trois heures, il ne crie pas et ne fait pas de mouvements d'inspiration.

Il pèse 3050 grammes. Il présente un enfoncement au niveau des deux pariétaux. Diamètres de la tête : O. M. = 13,2. — O. F. = 11,5. — S. O. B. = 10. — S. O. F. = 12. — Bi. P. = 8,5. — Bi. T. = 7,2.

Délivrance naturelle et complète, dix minutes après l'accouchement.

Suites de couches normales.

Autopsie. — L'enfant, dès la mort, a été placé sur le ventre, de façon à éviter la stase sanguine post-mortem avec hémorragie consécutive.

Il n'existe aucune fracture du crâne, ni au niveau des enfoncements des pariétaux, ni en un autre point.

Nous trouvons une hyperémie légère des méninges cérébrales. La substance cérébrale est molle, non diffluente. En aucun point, il n'y a d'hémorragie, ni à la surface, ni sur les coupes sériées.

L'examen de la protubérance et du bulbe est également négatif. Il n'existe aucun piqueté hémorragique sur les coupes.

Le canal rachidien a été ouvert. Les méninges rachidiennes paraissent un peu plus vascularisées qu'à l'état normal. Aucun foyer d'hémorragie.

Rien de particulier à l'autopsie de la cage thoracique et de l'abdomen.

Dans quelques cas l'expression du fœtus a pu réussir après des accouchements antérieurs terminés par la symphyséotomie (Obs. 2) ou par le forceps (Obs. 17) ou après échec du forceps (Obs. 42).

Observation n° 47 (personnelle). — *Bassin généralement rétréci et aplati. — Accouchement par expression et tractions. — Forceps au premier accouchement.* — N° 957 du registre.

On reçoit, à la salle de travail de la maternité de Lariboisière, la nommée L…, âgée de 28 ans, le 19 juillet 1899 à minuit ; elle est en travail depuis huit heures du soir.

On a peu de renseignements sur elle ; son père vit, sa mère est morte par infection puerpérale. Elle ne sait quand elle a commencé à marcher ; elle a été réglée pour la première fois à 14 ans.

Elle est II⁰ pare : de petite taille. Son premier accouchement a eu lieu à terme en juillet 1898 ; le travail a été très long ; on a fait une application de forceps à la clinique Tarnier. L'enfant est vivant.

Les dernières règles datent du 12 au 15 octobre 1898; la grossesse actuelle est donc de huit mois et demi environ.

Examen : Fœtus en présentation du sommet engagé en O. I. G. A. : col dilaté comme une pièce de un franc. Bassin généralement rétréci; promontoire accessible.

La poche des eaux est rompue avant l'entrée dans le service. Les bruits du cœur sont bons.

20 juillet, 7 heures du matin. — La dilatation est complète. Les contractions sont faibles. A 8 h. 30, le travail ne se terminant pas, on décide d'intervenir.

L'expression suffit à expulser la tête; le dégagement des épaules est plus difficile : on est obligé de mettre la femme en position obstétricale et de combiner l'expression aux tractions pour l'abaissement des épaules.

L'enfant crie aussitôt : l'accouchement a duré 20 minutes environ.

Poids de l'enfant : 4380 grammes. Diamètres de la tête : O. M. = 13,5. O. F. = 11,5. — S. O. B. = 9. — Bi. P. = 8,5. — Bi. T. = 7,3.

Délivrance naturelle et complète, 20 minutes après l'accouchement.

OBSERVATION n° 48 (CURRIER, obs. n° 2 résumée). — *Bassin rétréci. — Forceps aux accouchements antérieurs. — Expression indirecte.*

Mme K..., vigoureuse, musclée, était VIIe pare. Tous les accouchements avaient été très laborieux. Dans presque tous, on avait été obligé de faire une application de forceps. Au dernier, l'enfant était mort-né.

Appelé à 8 heures du matin, C. trouva la femme en travail : le détroit supérieur rétréci, la tête mobile. Les contractions étaient fréquentes et fortes. A deux heures de l'après-midi, le travail ne progressant pas, il fit avec un drap de lit un bandage de corps, et la femme étant couchée sur le flanc gauche, il entoure l'abdomen, les deux bouts de la bande étant placés en arrière. Le mari se mit, assis sur le lit, en prenant point d'appui sur le bassin de la parturiente et saisit les deux extrémités du bandage. A chaque contraction, il serrait le bandage et le desserrait dans l'intervalle, mais incomplètement seulement. En quelques minutes la tête fut engagée et en quatre heures l'accouchement fut terminé. L'enfant était vivant.

Les suites de couches furent normales.

OBSERVATION n° 49 (KRISTELLER, n° 7). — *Bassin rétréci. — D. P.S.P. = 10 centimètres. — Expression sans succès. — Expression et forceps combinés.*

Mme S..., blonde, pâle, très frêle, avait souffert pendant 48 heures à son premier accouchement et mis au monde un enfant mort. Elle avait conservé une déchirure du périnée, cicatrisée en partie. Elle n'avait pu se lever que vingt jours après ses couches. Appelé auprès d'elle il y a environ deux ans pour la naissance de son second enfant, j'avais trouvé un bassin un peu rétréci, 10 centimètres environ ; c'était une première occipitale. L'accouchement traînait ; les contractions étaient inefficaces. J'appliquai le forceps. Mon dynamomètre indiquait un effort de 16 à 18 kilogrammes. L'enfant, une fille, vint au monde en état de mort apparente, mais put être ranimée. Diamètres de la tête : O. F. = 12. — O. M. = 13,2. — Bi. T. = 8. — Bi. P. = 9,6.

Cette année, la femme accouche pour la 3e fois. Dix-huit heures s'étaient déjà écoulées en douleurs faibles et pénibles ; la tête se trouvait dans un orifice bien ouvert, au détroit supérieur ; mais les contractions n'avaient pas la force de l'engager dans le bassin. L'expérience des deux accouchements antérieurs ne me permettait pas d'espérer que la nature seule pût mener cette naissance à bonne fin. J'essayai d'abord l'expression : douze foulées n'amenèrent aucun changement ; j'appliquai alors le forceps, mais je continuai en même temps l'expression. Mon dynamomètre indiquait une dépense de 10 kilogrammes ; la tête s'était engagée dans l'excavation. Pour me rendre compte de la part que l'expression avait prise à ce résultat, je suspendis les manipulations et opérai avec le forceps seul pendant 10 minutes. Je fis monter mes tractions à 12, puis 15 et enfin 18 kilogrammes, mais toujours sans résultat. Comme la dernière fois, cette force de 18 kilogrammes m'avait suffi, je ne voulais pas la dépasser. Je refis alors des compressions tout en continuant les tractions ; la tête s'engageait dans l'excavation, tandis que l'index de mon dynamomètre marquait tantôt 10, tantôt 8 kilogrammes. Ce chiffre ne fut plus dépassé ; l'expression continuait son œuvre, et l'enfant fut extrait ; il avait des diamètres un peu plus forts que ceux de l'enfant précédent.

La délivrance et les suites de couches furent normales.

Si nous voulions déduire de ce cas la force déployée dans l'expression, il faudrait remarquer, que lorsque je faisais l'extraction sans l'aide de l'expression, il ne survint aucune douleur utile ; mais qu'avec la méthode combinée, l'utérus se durcissait et qu'il en résulta à la fin de l'accouchement de salutaires contractions. Il s'est fait ainsi un certain partage du travail entre l'extraction, l'expression et la contraction utérine ; mais comme nous ne connaissons pas la puissance de ce dernier facteur, nous ne pouvons déduire avec certitude la part qui revient à l'expression.

Observation n° 50 (Sloan, *The Glasgow medical Journal* 1879, page 348). — *IVe pare. — Deux accouchements au forceps. — Enfants morts. — Echec du forceps. — Procidence d'un membre. — Expression. — Enfant vivant.*

Premier accouchement : enfant mort-né. Deuxième accouchement, travail de 50 heures, application du forceps : enfant mort. Troisième accouchement : application du forceps, enfant vivant, mais petit.

Grossesse actuelle : Le col est à moitié dilaté, la poche des eaux intacte, le sommet élevé, les contractions très faibles. S. rompt les membranes et fait de l'expression. Il arrive ainsi à dilater le col aux trois quarts. Le travail avançant lentement, il donne de l'ergot sans résultat.

Cependant, l'expression avait engagé la tête, qui était asynclitique, en droite transverse. Le col s'œdématiant au niveau de la lèvre antérieure, il décide de terminer l'accouchement par une application de forceps. Malgré la force de traction, assez considérable, il ne put qu'augmenter l'engagement, sans pouvoir faire la rotation de la tête placée à ce moment en O. I. D. P.

Les contractions étaient insignifiantes. Il enlève le forceps et fait de l'expression sur le fond de l'utérus, à deux mains dans la position latérale. Les contractions reparurent et l'expression put amener bientôt la tête à la vulve. L'asynclitisme de la tête était dû, comme on put s'en assurer alors, en partie à une procidence de la main droite.

L'enfant se mit à crier aussitôt après la naissance.

8° *État grave de la mère.* — Avec un travail normal il, peut être indiqué de terminer rapidement l'accouchement à cause de l'état de la mère qui pourrait s'aggraver par des efforts prolongés ou retentir sur la vie du fœtus.

C'est ainsi que nous sommes intervenu pour état local grave, par hémorragie due en particulier à une insertion placentaire vicieuse, ou pour un état général grave par anémie, intoxication éclamptique, infection, affection pulmonaire ou affection cardiaque.

I. — *Placenta prævia.* — L'expression, surtout associée à l'accouchement méthodiquement rapide, a pu donner de très bons résultats pour hâter l'accouchement dans les cas d'hémorragie par placenta prævia. On peut, ou bien combiner l'expression et la version de Braxton Hicks, ou exprimer directement la tête dans le bassin, de manière à s'en servir comme d'un ballon et à comprimer le segment inférieur de l'utérus pour arrêter l'hémorragie.

Enfin, dynamiquement, l'expression renforce les contractions et par cela même a encore une action indirecte sur l'hémorragie.

OBSERVATION n° 51 (personnelle). — *Placenta prævia latéral. Accouchement méthodiquement rapide. — Expression du fœtus. — N° 818 du registre.*

Le 21 juin 1899, à 7 heures du soir, nous recevons au dortoir de la maternité de Lariboisière la nommée A..., âgée de 36 ans, pour des hémorragies d'origine utérine.

Elle n'a aucun antécédent pathologique, héréditaire ou personnel ; elle a commencé à marcher à l'âge de 10 mois ; fut réglée à l'âge de 15 ans. Elle a eu huit grossesses, terminées toutes par un accouchement à terme ; tous les enfants sont nés vivants ; deux sont morts, l'un à 1 mois, l'autre à 9 mois.

Les dernières règles sont du 20 septembre 1898 ; la grossesse est donc actuellement près du terme. La femme nous raconte qu'elle a commencé à perdre du sang il y a un mois, sans douleurs, brusquement un matin.

L'hémorragie s'arrête sans traitement.

Il y a 3 jours, elle a recommencé.

A l'examen, on trouve un fœtus vivant, se présentant par le sommet en O. I. D. P. engagé. Le col est presque effacé complètement ; il est dilatable comme 2 francs. En arrière, on arrive à sentir une partie rugueuse qui saigne légèrement au toucher, c'est le placenta.

Dans la nuit, la femme perd peu de sang. Le 22 juin, au matin, l'état du col n'a pas changé.

A 3 h. 1/2 de l'après-midi, elle recommence à perdre des caillots en grande abondance. Le col est effacé complètement et dilatable comme 5 francs. En attendant l'arrivée de M. Bonnaire, nous faisons un tamponnement cervico-vaginal serré ; l'hémorragie s'arrête.

A 5 heures le col a une dilatation d'une petite paume de main. M. Bonnaire, par son procédé, complète la dilatation en une minute ; il rompt les membranes ; en une seule foulée d'expression, nous accouchons la femme. Durée totale de l'accouchement : 2 minutes.

Délivrance immédiate ; le placenta se trouvant décollé en grande partie. L'utérus est bien rétracté.

L'enfant crie aussitôt après la naissance. Il pèse 3 450 grammes. Suites de couches normales.

OBSERVATION n° 52 (Kristeller, n° 4 résumée). — *Accouchement prématuré. — Insertion vicieuse du placenta. — Enfant mort, en présentation de l'épaule. — Version, expression. — Suites de couches pénibles. — Mère bien portante.*

M..., 40 ans, multipare, ayant fait plusieurs avortements, accouche prématurément à 7 mois et demi.

Travail commencé depuis 18 heures. Poche des eaux rompue. Présentation de l'épaule droite. Col mou, dilatation de 6 à 7 centimètres de diamètre. Dans le vagin, beaucoup de caillots. On arrive sur le placenta inséré à gauche et qui est décollé en grande partie ; le cordon ne bat plus.

La femme était en mauvais état général ; elle avait déjà perdu beaucoup de sang et l'hémorragie continuait encore. Version de Braxton Hicks qui n'arrête pas l'hémorragie.

K. fit alors l'expression ; elle exigea 6 minutes. « J'employai, dit-il, avec intention des compressions courtes et de longues pauses pour que l'utérus se contractât bien sur l'enfant qui avançait avec une grande facilité. Je dois faire observer que dans ce cas les compressions ne furent pas du tout douloureuses : au contraire, elles procuraient à la femme une sensation bienfaisante. » Aucune difficulté pour les bras, ni la tête.

Délivrance immédiatement après l'accouchement. Suites de couches fébriles du 2ᵉ au 8ᵉ jour. Guérison.

L'expression a été un moyen précieux pour activer l'accouchement et en produisant le retrait de l'utérus a beaucoup contribué à arrêter l'hémorragie.

OBSERVATION n° 53 (Kristeller, n° 3 résumée). — *Insertion vicieuse du placenta. — Tête très élevée. — Distension gazeuse de l'intestin. — Engagement de la tête par expression. — Accouchement spontané.*

H..., âgée de 21 ans, grasse, lymphatique. Grossesse compliquée par une maladie de foie. Œdème des jambes. Congestion pulmonaire.

En travail depuis quelques heures, poche des eaux rompue.

Examen. — Abdomen très ballonné ; parois grasses, épaisses. Utérus incliné à droite. Bruits du cœur faibles.

Bassin normal. Col dilaté d'environ 5 centimètres.

Présentation du sommet en O. I. G. élevé. On arrive facilement sur le placenta à un centimètre et demi au-dessus de l'orifice de dilatation. Hémorragie légère.

Voulant engager la tête, de façon à la faire appuyer sur le col, pour hâter sa dilatation et comprimer le placenta pour arrêter l'hémorragie, il essaya l'expression. *Elle fut rendue très difficile par la distension gazeuse de l'intestin et l'épaisseur des parois.* L'utérus ne put être ramené sur la ligne médiane. Les compressions furent faites toutes les deux ou trois minutes. Après quinze compressions qui avaient duré quarante minutes la tête put être engagée. Le col avait 7 centimètres de dilatation et se trouvait au niveau du détroit inférieur ; il a donc fallu que l'utérus s'abaissât et fît prolapsus dans le vagin. K. croit que cette descente du col non complètement dilaté survient dans les accouchements normaux, et n'est pas grave.

Le reste du travail fut laissé aux contractions devenues plus fortes. L'hémorragie était arrêtée. L'accouchement se termine par la naissance d'un enfant vivant.

Délivrance dix minutes après l'accouchement. Hémorragie une demi-heure après la délivrance ; elle s'arrêta spontanément. État fébrile pendant deux jours. Utérus bien rétracté.

II. — *Etat général grave.* — Appelé auprès d'une parturiente épuisée par des grossesses antérieures, ne mangeant pas, et déprimée, Currier fit l'accouchement rapide par expression.

OBSERVATION n° 54 (CURRIER, obs. n° 4, résumée). — *Mauvais état général de la mère. — Expression. — Enfant vivant.*

La femme, VII° pare, ayant eu des grossesses répétées à intervalle très court, avait dû, pendant sa grossesse, garder le lit cinq mois et demi. Elle avait été incapable de se lever durant les quatre derniers. Elle était anémique, dans l'impossibilité de manger et de dormir : elle avait un estomac intolérant pour les aliments et pour les médicaments. De plus elle était très inquiète à cause d'un prolapsus du rectum dont elle était affligée depuis plusieurs années.

Appelé dans la matinée, C. trouva un travail lent, nécessitant des efforts trop considérables pour la femme. Il l'aida de suite par l'expression. Les foulées étaient faites, croissantes pendant les contractions, décroissantes entre elles. A une heure de l'après-midi l'accouchement fut terminé par la naissance d'un garçon bien constitué.

L'état de la mère fut satisfaisant pendant les suites de couches.

III. — *Éclampsie.* — On sait l'heureuse influence que produit l'accouchement, la vacuité de l'utérus sur la marche de l'éclampsie. Aussi quelques accoucheurs sont-ils partisans de l'accouchement provoqué. Sans prendre parti dans des discussions théoriques, nous croyons qu'en cas de provocation de l'accouchement ou d'accouchement spontané chez les éclamptiques, l'expression pourra rendre de réels services, en hâtant l'expulsion du fœtus, et surtout en prévenant l'inertie utérine et les hémorragies si fréquentes en cas d'intoxication éclamptique.

Bidder (1) dans une statistique de 455 cas d'éclampsie observés à la maternité de Saint-Pétersbourg cite, sans détails, quinze cas d'expression du fœtus.

OBSERVATION n° 55 (personnelle). — *Éclamptique.* — *Accouchement provoqué.* — *Expression du fœtus.* — *Enfant mort pendant le travail.* — *Mort de la femme.* — N° 507 du registre.

Le 12 avril 1899, à 5 heures du soir, on apporte à la maternité de Lariboisière la femme M..., âgée de 23 ans, primipare dans le coma, ayant eu chez elle trois accès éclamptiques. Dix jours auparavant elle avait eu de l'œdème des membres inférieurs ; elle ne suit pas le régime lacté qu'on lui ordonne ; céphalée, vomissements, albuminurie abondante. Dernières règles du 28 juillet. Présentation du sommet mobile en gauche. Bruits du cœur fœtal bons.

Traitement médical sur lequel nous n'insistons pas. A 7 heures du soir M. Bonnaire décide de provoquer l'accouchement. Le col est long et fermé; il est dilaté d'abord à l'aide de bougies d'Hégar (n°s 10 à 30), puis dilatation digitale.

Pendant l'introduction des bougies la femme a une syncope ; respiration artificielle. On laisse se terminer l'accouchement spontanément. On continue dans la journée du 13 avril le traitement médical ; la malade reste dans le coma ; on la gave.

14 avril à 8 heures du matin, la dilatation est complète ; très peu de con-

____

(1) BIDDER. Ueber 455 Fälle von Eclampsie aus der St. Petersburg Gebäranstalt. *Archiv. für gynäkol.*, t. 44 (1893), p. 179.

tractions : quatre foulées d'expression suffisent à expulser le fœtus : celui-ci est mort, il pèse 2 784 grammes ; il présente de nombreuses phlyctènes sur la paupière gauche, sur le scrotum et la face interne des cuisses. Il a déjà subi un léger degré de macération. Vingt minutes après l'accouchement, la femme meurt : syncope cardiaque.

OBSERVATION n° 56 (BIDDER, 6ᵉ de la 3ᵉ série, résumée). — *Éclampsie.* — *Grossesse gémellaire.* — *Expression du deuxième fœtus avec procidence de la main.*

La femme, I pare, âgée de 17 ans, arrive dans le service avec des accès d'éclampsie ; elle est en travail, enceinte de 8 mois et présente une grossesse gémellaire.

Le premier enfant naît spontanément. La seconde poche des eaux se rompt de suite après la sortie du premier fœtus. Le 2ᵉ fœtus se présente par le sommet avec procidence de la main. On l'exprime rapidement. C'est une fille de 1 400 grammes qui meurt de suite après la naissance.

La mère est morte dans un accès d'éclampsie.

IV. — *Infection de la mère.* — Que l'infection soit d'origine locale ou d'origine générale, il est indiqué de terminer au plus tôt l'accouchement si l'état de la mère le permet, de manière à empêché le fœtus d'être contaminé, ou à réduire au minimum la durée de la contamination. En plus, l'expression sera une aide pour la mère, à qui elle évitera des efforts trop prolongés, et une déperdition de forces dangereuse. Enfin, en cas d'infection génitale localisée, elle ne l'exposera pas à une généralisation par des plaies de la muqueuse ou de la peau, comme le fait le forceps.

OBSERVATION n° 57 (personnelle). — *Incubation d'érysipèle.* — *Accouchement accéléré et expression.* — *Enfant mort 17 h. 45 après la naissance.* — N° 744 du registre.

La 4 juin 1899, à 10 heures du matin, arrive à la consultation de la maternité de Lariboisière la nommée N..., Louise, âgée de 29 ans ; elle a perdu les eaux depuis trois jours et a 39°,8 de température.

C'est une IIIᵉ pare, les deux premiers accouchements ont eu lieu, le 1ᵉʳ à terme, le 2ᵉ à sept mois.

Elle a eu une bronchite à l'âge de 10 ans ; la fièvre typhoïde quelque temps après. Elle ignore la date de ses dernières règles ; d'après la hauteur de l'utérus elle paraît être à terme. En février elle a eu une phlébite de la jambe gauche, en mai il y a eu une complication d'érysipèle, et la malade fut envoyée à l'hôpital de la porte d'Aubervilliers, d'où elle sortait guérie trois semaines après.

A 11 heures du matin M. Bonnaire voit la malade.

Le sommet est engagé en O. I. G. A. ; la dilatation est de 5 francs ; le col est dilatable.

En raison de l'élévation de la température, de l'infection amniotique probable, de l'impossibilité d'aseptiser le vagin et l'utérus avant la sortie du fœtus, craignant enfin la réinfection du bas en haut, M. Bonnaire préfère appliquer l'expression que le forceps. Le col est rapidement dilaté à l'aide des doigts et le fœtus poussé hors de l'utérus par la foulée d'expression qui accompagne la première contraction. L'accouchement dure 5 minutes en totalité.

L'enfant est un garçon qui pèse 2 600 grammes ; il naît étonné mais n'a pas besoin d'être ranimé.

La délivrance est naturelle et complète 25 minutes après l'accouchement.

Sérum artificiel 300 grammes, sulfate de quinine 1 gramme, — alcool et champagne à la mère.

Température du soir de l'accouchement 37°,7.

5 *juin*. — T. 39°,8, apparition d'une plaque d'érysipèle sur la cuisse gauche.

Enfant : une heure après la naissance : T. 38°,9, le soir 38°, dans la nuit son cri est mauvais, 4 heures du matin, T. 39°,6, cyanose. Mort à 5 heures du matin.

Aucune lésion macroscopique à l'autopsie.

Observation n° 58 (personnelle). — *Physométrie.* — *Accouchement par expression.* — N° 774 du registre.

La nommée L..., Émilie, âgée de 27 ans, couturière, entre à la salle de travail de la maternité de Lariboisière le 11 juin 1899 à 11 heures du soir.

Aucun antécédent héréditaire ; elle ne sait à quel âge elle a commencé à marcher, elle a été réglée à 20 ans.

A 22 ans elle a eu la scarlatine puis la fièvre typhoïde. Dernières règles à la fin du mois d'août.

C'est sa première grossesse, rien de particulier à signaler. Présentation du fœtus : sommet engagé en O. I. G. A. — A son entrée dans le service le col a une dilatation de 5 francs, la poche des eaux est rompue.

12 juin, 9 heures du matin. La dilatation est complète, les contractions sont régulières, les bruits du cœur sont bons. 9 h. 30, la tête est à la vulve, les contractions sont toujours régulières, le liquide amniotique paraît teinté de méconium. La température de la malade reste normale. A 9 h. 50, pour hâter l'expulsion du fœtus, M. Bonnaire décide de faire de l'expression. En trois foulées (durée totale de 10 minutes) l'accouchement est terminé.

L'enfant naît en état d'apnée. Le liquide est noirâtre, très fétide ; il y a des gaz dans l'utérus.

L'enfant est ranimé et crie au bout d'une demi-heure environ.

La délivrance est naturelle et complète une demi-heure après l'accouchement.

Enfant, poids 3 420 grammes.

La mère et l'enfant quittent l'hôpital en bon état.

V. — *Affections thoraciques.* — Physiologiquement pendant les derniers mois de la grossesse, et pendant le travail, la cage thoracique diminue de volume. Küchenmeister, Fabius, Wintrich, Dohrn ont montré, par des mensurations, que si le diamètre transverse augmente, en particulier, à la base du thorax, le diamètre antéro-postérieur est très diminué.

Le diaphragme s'abaisse moins facilement, le diamètre vertical du thorax est donc également diminué, aussi les mouvements d'inspiration sont-ils gênés ; l'effort produit facilement la dyspnée. Pendant le travail les mouvements respiratoires sont encore plus fréquents qu'à la fin de la grossesse (Winckel.)

Nous comprenons donc, combien est précieux un moyen qui remplace ou du moins, qui atténue l'effort, et qui surtout prévient la décompression brusque, causée par une évacuation rapide de l'utérus, décompression qui a pu augmenter la dyspnée et produire des syncopes.

L'expression du fœtus est pour ces raisons l'intervention d'élection dans les affections thoraciques, aiguës ou chroniques, et particulièrement dans les maladies cardiaques et l'emphysème pulmonaire.

Observation n° 59 (personnelle). — *Emphysème pulmonaire.* — *Accouche-ment méthodiquement rapide avec expression du fœtus.* — N° 666 du registre.

Nous recevons, le 18 mai 1899, à 10 heures du matin, à la consultation de la maternité de Lariboisière la nommée A..., âgée de 40 ans. Elle dit être en douleurs depuis la veille au soir.

Elle n'a plus ses parents. Elle ne sait de quelle maladie ils sont morts. Elle-même a été réglée à l'âge de 15 ans et régulièrement.

Depuis plusieurs hivers, elle toussait ; mais depuis quelques années sur-tout, elle est fatiguée, respire difficilement en marchant, est oppressée en faisant un effort ou en montant les escaliers. Elle est XIIe pare. Tous les accouchements précédents ont eu lieu à terme, spontanément. Elle n'a que quatre enfants vivants et bien portants ; les autres sont morts de maladies qu'elle ne peut préciser.

Ses dernières règles datent du 9 au 12 août 1898. Elle est donc à terme. La grossesse actuelle a été pénible ; la femme a été obligée de se reposer souvent. Depuis quelques jours, elle tousse davantage et se trouve oppressée.

Examen. — Poumons. Bronchite chronique et emphysème aigu très marqué des deux côtés. Cœur. Matité précordiale augmentée d'étendue ; dilatation sans lésion orificielle.

Fœtus en présentation du sommet engagé en O. I. G. A. ; bruits du cœur bons. Bassin normal. Col : dilatation 5 francs environ.

Pour ne pas fatiguer la femme par les efforts d'un travail trop long, M. Bonnaire décide de l'accoucher de suite. La femme mise en position latérale pour lui permettre de respirer facilement, la dilatation du col est rapidement complétée à l'aide des doigts. Nous aidons la dilatation en exprimant le fœtus. Dès que celle-ci est complète, deux foulées suffisent pour expulser le fœtus. L'opération entière dure 5 minutes. Enfant vivant de 3 100 grammes. Délivrance naturelle et complète 20 minutes après l'accouchement.

Suites de couches normales.

Observation n° 60 (personnelle). — *Insuffisance mitrale.* — *Accouchement rapide par expression du fœtus.* — N° 505 du registre.

Le 13 avril 1899, entre à la salle du travail de la maternité de Lariboi-sière la nommée P..., Jeanne, âgée de 23 ans, mécanicienne, en travail depuis le matin.

Sa mère est morte d'une maladie de cœur ; son père d'une fluxion de poitrine.

Elle a marché à l'âge de 16 mois, a été réglée à l'âge de 12 ans. Il y a 2 ans, dit-elle, elle a été soignée à l'hôpital Laënnec pour une affection cardiaque. Aucun commémoratif pour l'expliquer, elle n'a eu ni chorée, ni rhumatisme, ni autre maladie infectieuse.

Elle est II⁰ pare. Son premier accouchement a été spontané, à terme, l'enfant est mort de méningite à l'âge de 2 ans. Dernières règles datant du 2 juillet 1898 ; elle est donc près du terme actuellement. Rien de particulier à signaler au cours de la grossesse actuelle, l'urine est normale.

A l'auscultation, on trouve à la pointe, au premier bruit, un souffle qui se propage vers l'aisselle. Souffle d'insuffisance sans rétrécissement. Bien que la lésion paraisse ancienne, elle est encore bien compensée. Le fœtus se présente par le sommet, engagé en O. I. G. A., le bassin est normal. Les bruits du cœur sont bons.

Pour éviter à la femme des efforts trop violents pendant l'accouchement, on décide de faire de l'expression du fœtus. A 9 h. 30 du soir, la dilatation est complète.

Pendant la contraction, on presse sur le fond de l'utérus ; la progression et le dégagement de la tête se font très facilement en 3 foulées ayant duré 2 minutes à peine.

La délivrance se fait spontanément 15 minutes après l'accouchement. Pas d'hémorragie. Suites des couches normales.

Enfant du poids de 3 550 grammes. Diamètres de la tête : O. M. = 13, O. F. = 11,1, S. O. B. = 9,7, S. O. F. = 10,8, Bi. P. = 9, 3, Bi. T. = 5.

La mère et l'enfant quittent le service en bon état.

OBSERVATION n° 61 (Bidder, 6⁰ de la 2ᵉ série, résumée). — *Affection cardiaque. — Tête dans l'excavation. — Expression.*

Il s'agit d'une primipare qui présente une insuffisance et un rétrécissement de l'orifice mitral. Elle était en travail depuis longtemps, avec de faibles contractions. Après dilatation complète du col, on rompt la poche des eaux, mais la tête en O. I. D. A. ne descend pas. Le besoin de respirer qui augmentait à chaque contraction abdominale rendait celle-ci inefficace. Après une demi-heure d'efforts, on décida de faire de l'expression. On pressa la tête jusqu'à la vulve et on la dégagea à l'aide de la manœuvre de Ritgen-Olshausen. L'enfant était né prématurément (7 mois et demi), en état d'asphyxie profonde et ne put être ranimé.

La mère eut des suites de couches normales.

Les contre-indications de l'expression nous ont paru être, en grande partie, d'origine maternelle. Un petit nombre viennent du fœtus.

Les difficultés de saisir l'utérus, tenant à un obstacle extra-utérin de la paroi abdominale ou de la masse intestinale ; celle d'agir sur l'utérus ou parce qu'il est trop sensible ou surtout complètement inerte ; celle causée par le col rétracté ou insuffisamment dilaté, par les parties molles trop résistantes ou un bassin rétréci au-dessous des limites indiquées au chapitre précédent, ont toutes contre-indiqué l'expression.

Pour le fœtus, les présentations vicieuses impossible à traiter prophylactiquement, le faible degré d'ossification de la tête, nous ont également empêché de pratiquer l'expression.

1° *Obésité.* — La surcharge graisseuse de la paroi abdominale rend impraticables le palper et la saisie de l'utérus. Nous avons déjà fait remarquer combien le diagnostic de grossesse lui-même était difficile chez les obèses. Bien que Kristeller soit d'avis qu'avec une paroi abdominale adipeuse, l'expression est possible, si la paroi est souple, les faits que nous avons pu observer nous autorisent à dire qu'elle est impraticable dans ces conditions.

2° *Distension gazeuse de l'intestin.* — L'accumulation de gaz dans l'intestin est un grand obstacle pour l'expression, surtout si la paroi abdominale, chez une pluripare, est affaiblie dans sa partie médiane, et s'il existe une éventration avec hernie de l'intestin distendu.

Nous avons déjà signalé cette difficulté de l'expression (Obs. 53); souvent même celle-ci est rendue impossible.

OBSERVATION n° 62 (personnelle). — *Distension gazeuse de l'intestin ; échec de l'expression. — Forceps chez une secondipare âgée, avec résistance des parties molles. —* N° 1518 du registre.

La nommée D..., âgée de 38 ans, entre à la salle de travail de la maternité de Lariboisière le 9 novembre 1899, à 10 heures du soir. Elle est en début de travail.

Antécédents. — Son père est mort à 57 ans, tuberculeux.

Elle a marché à 18 mois ; a été réglée à 18 ans. Elle a eu la rougeole et la variole.

En mai 1892, elle a eu un premier accouchement à terme, présentation du sommet, terminé par une application de forceps. L'enfant est vivant.

Les dernières règles datent du 15 au 20 février. La grossesse est donc près du terme. La malade est constipée ; l'abdomen est en besace, distendu, difficile à palper. Présentation du sommet engagé en O. I. G. A. Le bassin est normal. Les bruits du cœur sont bons.

10 novembre. La dilatation est complète à 7 h. 55 du matin. Les contractions sont assez régulières. Le ventre est porté en avant, comme dans un bassin vicié. L'utérus est impossible à palper, à cause de la distension de l'intestin par les gaz ; les anses intestinales se dessinent sous la paroi abdominale au-dessus de l'ombilic.

9 h. 30. La rotation est faite ; la tête est à la vulve. Les contractions ne font plus progresser la tête. Nous essayons de terminer l'accouchement par expression. La foulée d'expression est comme amortie par le paquet intestinal distendu ; on ne peut saisir le fond de l'utérus. Aussi n'avons-nous aucun résultat. La femme étant très fatiguée, nous appliquons le forceps.

Poids du fœtus, 2 680 grammes. Diamètres de la tête : O. M. = 13,4, O. F. = 12, S. O. B. = 9,1, S. O. F. = 11, Bi. P. = 9,5, Bi. T. = 7,4.

Délivrance naturelle et complète 10 minutes après l'accouchement.

3° *Sensibilité de l'utérus.* — La douleur provoquée par l'expression est aussi supportable, avons-nous vu, pour la parturiente, que la douleur de la contraction. Ce n'est que dans des cas particuliers, quand l'utérus ou les annexes sont le siège d'un processus inflammatoire aigu que la sensibilité est exagérée au point de rendre intolérables les pressions (Breisky). Dans ces cas, il vaut mieux, on le comprend, employer les tractions que les pressions pour ne pas traumatiser les organes du petit bassin et le péritoine. On évitera ainsi les complications ultérieures. Nous ajouterons cependant que dans nos maternités où les femmes se lèvent très tôt après l'accouchement, les inflammations para et périmétritiques, avec ou sans symptômes, doivent être fréquentes. Nous les ignorons souvent, car les femmes reviennent en petit nombre seulement à nos consultations gynécologiques. Or, il n'est jamais arrivé, par nos foulées d'expression, de réveiller la sensibilité de l'utérus ou du perimetrium malades, ni surtout de rendre aiguës des inflammations chroniques torpides.

4° *Inertie utérine absolue.* — Nous avons, au chapitre des indications, séparé l'inertie absolue de ce que nous avons appelé l'inertie relative. Si l'expression du fœtus agit dans cette dernière, elle échoue dans la première, malgré l'assertion de Kristeller, de Schrœder qui expriment sans contractions. Pour nous, l'absence de contractions est une contre-indication de l'expression, à moins que, par exception, chez une multipare, le fœtus à la vulve, prêt à être expulsé, et les parties molles souples, ne permettent d'employer l'expression, mécaniquement.

Observation n° 63 (personnelle). — *Inertie utérine.* — *Echec de l'expression par manque absolu de contractions ; par hernie de l'intestin distendu, mollesse de l'utérus. — Application du forceps.* — N° 1541 du registre.

Le 15 novembre 1899, à 2 h. 25, entre à la maternité de Lariboisière la nommée B..., âgée de 39 ans, en travail depuis le 14 novembre à 7 heures du matin.

Elle a ses parents bien portants. Elle a marché à 12 mois ; a été réglée à l'âge de 13 ans.

Elle est XI° pare. Les deux premiers accouchements ont été à terme : les enfants sont morts. Le 3° à terme : enfant vivant. Le 4° à terme ; enfant mort à l'âge de 16 mois. Le 5e enfant, vivant. Le 6e a été prématuré à 7 mois et demi, l'enfant est mort à l'âge d'un an avec des convulsions. Le 7e à 8 mois ; enfant mort. Le 8e à terme : enfant vivant. Le 9e à terme : fille morte à l'âge de 7 mois. Le 10e à 8 mois : enfant mort à 15 jours.

D. R. 2 au 4 mars 1899. Grossesse de 8 mois environ.

Examen. — Fœtus en présentation du sommet engagé en O. I. G. A. ; bruits du cœur bons.

A l'entrée dans le service, le col a une dilatation de 2 francs.

A 8 heures du matin celle-ci est complète. Le poche des eaux est rompue en ville.

10 heures du matin. — Inertie utérine absolue. La femme n'a aucune contraction. Elle ne fait que des efforts, sans pouvoir pousser efficacement; elle pousse par réflexe.

10 h. 20. — Elle se fatigue beaucoup : aucune progression de la tête. M. Bonnaire veut essayer de l'accoucher par expression. Première foulée : les grands droits empêchent par leur résistance de bien exprimer. De plus, comme chez les grandes multipares, l'intestin fait pour ainsi dire hernie à travers la paroi abdominale et chasse les mains à chaque effort de la malade.

Malgré les efforts, malgré les pressions, l'utérus reste mou et flasque. Le fœtus fuit sous la main ; la tête ne progresse pas. Aussi, préfère-t-on, au lieu de continuer une expression inefficace, terminer l'accouchement par une application de forceps, pour ne pas fatiguer la femme.

La tête était très ossifiée ; les fontanelles et les sutures avaient presque complètement disparu.

Poids du fœtus : 2 280 grammes. Diamètres de la tête O. M. $= 12$. — O. F. $= 10,6$. — S. O. B. $= 8$. — S. O. F. $= 9$. — Bi. P. $= 9,5$. — Bi. T. $= 7$.

Délivrance naturelle et complète 15 minutes après l'accouchement.

5° *Dilatation insuffisante du col.* — En décrivant l'expression comme acte préparatoire du travail, nous avons déjà dit son rôle dans la dilatation du col. Si Kristeller prétend que l'expression peut être tentée avant la dilatation du col suffisante pour terminer rapidement l'accouchement, tous les autres auteurs sont d'un avis différent. Pour Strassmann, pour Bidder, pour Breisky, il est nécessaire que le col soit dilaté avant de commencer les foulées d'expression. L'expression n'est pas un agent dilatateur. Tout au plus, peut-elle servir à assouplir le col, surtout en se combinant à la dilatation digitale.

Ces raisons feront naturellement rejeter la méthode d'expression quand le col sera rétracté spasmodiquement. Bien que nous n'en ayons pas personnellement l'expérience, il nous semble, avec Charpentier, que dans ce cas le résultat obtenu serait l'opposé du résultat cherché.

6° *Résistance exagérée des parties molles.* — Ce cas est comparable au précédent. L'action mécanique de l'expression est incapable de surmonter la résistance opposée par des parties molles, indurées, inextensibles, telles qu'elles existent souvent chez des primipares âgées et plus rarement en relation avec des bassins généralement rétrécis, où leur atrophie marche parallèlement avec celle des parties osseuses (Bonnaire, Richelet, Hugé).

Et ce n'est pas seulement le col ou le périnée qui résistent, c'est aussi quelquefois le vagin qui est rigide. En tous cas, si les premières foulées d'expression n'ont pas assoupli suffisamment les tissus pour qu'on puisse espérer une expulsion rapide du fœtus, il faudra préférer le forceps à l'expression (Breisky).

7° *Rétrécissement du bassin.* — Nous renvoyons pour les contre-indications dues aux viciations pelviennes à ce que nous avons dit au chapitre des indications.

8° *Contre-indications dues au fœtus.* — Une présentation vicieuse, qu'il est impossible de traiter, contre indique l'expression. Celle-ci ne doit être faite que dans les présentations de la tête ou du siège.

De même s'il y a un gros fœtus, le bassin étant normal ou surtout légèrement rétréci, il faut, avant de pratiquer l'expression, s'assurer que la partie fœtale qui se présente peut s'accommoder à la filière pelvi-génitale, qu'il n'existera pas, au moment de l'expulsion, un obstacle insurmontable.

Enfin, si le fœtus est de poids moyen, il faut savoir que l'expression est rendue difficile quand la tête fœtale est mal ossifiée, peu résistante par conséquent, se déprimant facilement et dans l'impossibilité de vaincre l'obstacle dû aux parties molles. Malgré sa difficulté, il vaut mieux dans ce cas tenter une application de forceps.

OBSERVATION n° 64 (personnelle). — *Longue période d'expulsion chez une primipare âgée. — Echec de l'expression sur une tête mal ossifiée et périnée résistant. — Forceps. — N° 840 du registre.*

La nommée Ch..., âgée de 25 ans, employée de commerce, est reçue à la consultation de Lariboisière le 27 juin 1899. Elle est en travail depuis la veille.

Antécédents héréditaires. — Père vivant, mère morte d'une affection cardiaque. Ne sait l'âge auquel elle a marché. Réglée à 13 ans.

Elle est primipare. D. R. du 11 au 15 septembre 1898. Elle est donc à terme à l'entrée dans le service.

Rien de particulier à signaler pendant la grossesse. Fœtus en présentation du sommet engagé en O. I. D. P.

A midi, la parturiente est mise à la salle de travail ; la dilatation est d'une pièce de 5 francs environ ; la poche des eaux est intacte.

2 h. 30. — Dilatation complète. On rompt artificiellement la poche des eaux.

4 heures. — Malgré des contractions assez fortes, le travail ne progresse pas.

4 h. 23. — Nous faisons une première foulée d'expression.

4 h. 47. — Deuxième foulée : la tête apparaît à la vulve.

4 h. 51. — Troisième foulée ; elle ne progresse plus.

La femme est fatiguée. La rotation est faite ; la tête est mal ossifiée, le périnée très résistant. Nous décidons de terminer l'accouchement par une application de forceps, facile en O. P.

Délivrance naturelle et complète 15 minutes après l'accouchement.

Enfant du poids de 2870 grammes. Suites de couches normales.

CONSÉQUENCES DE L'EXPRESSION

Dans ce chapitre nous étudions les résultats de la méthode d'expression en ce qui concerne l'utérus, le périnée, la délivrance, les suites de couches et le fœtus.

On a accusé les foulées d'expression de produire l'inertie utérine, des ruptures de l'utérus, des déchirures du périnée ; de favoriser l'enchatonnement du placenta et les hémorragies de la délivrance ; enfin et surtout d'agir sur le fœtus, de pouvoir l'asphyxier par compression du placenta et même le faire succomber.

Nous allons essayer avec les statistiques publiées et la nôtre de montrer dans quelle mesure se justifient ces critiques.

A. **Utérus.** — 1° *Inertie utérine.* — Elle est exceptionnelle dans les manœuvres d'expression, par cela même que ces manœuvres réveillent, renforcent la contraction utérine et préviennent l'inertie. Quand elle existe, c'est en dehors de l'expression, dans un muscle fatigué ou hyperdistendu pendant la grossesse (hydramnios, grossesse gémellaire).

Sur 81 cas d'expression, Breisky n'en cite aucun cas.

Sur 16 cas, Strassmann en signale un chez une primipare ayant eu un arrêt du travail durant quelques heures. L'enfant était vivant, mais ne cria qu'au bout de six heures.

Sur 43 cas personnels, nous n'avons observé qu'une fois l'inertie utérine. Dans une grossesse gémellaire (Obs. 36). Après l'expulsion spontanée du premier fœtus, les contractions cessèrent complètement pendant vingt minutes. Ce n'est qu'après vingt-cinq minutes que nous avions pu faire l'accouchement du second jumeau par expression. Les enfants pesaient, le premier 2 880 grammes et le second 3 650 grammes. La délivrance fut naturelle, 20 minutes après l'accouchement ; l'utérus était mou, la femme perdait des caillots. Nous mettons la main dans l'utérus pour les retirer. La rétraction se fait normalement. Dans ce cas, l'inertie utérine était le résultat d'un accouchement gémellaire et non d'un accouchement par expression.

2° *Rupture de l'utérus.* — Dans aucune statistique, dans aucune observation isolée nous n'avons trouvé mentionnée la rupture utérine, comme complication de la méthode d'expression. Celle-ci n'atteint jamais, comme nous l'avons vu, la force de la contraction utérine. Or les ruptures spontanées de l'utérus sont rares. Ce n'est donc pas l'effort déployé qui pourrait faire de l'expression une cause de rupture de l'utérus. Seule, la foulée, faite en dehors de l'axe, dans une mauvaise direction, pourrait être le point de départ de la rupture, et à condition toutefois d'être faite avec une force suffisante.

Dans une discussion sur l'extraction et la perforation de la tête dernière (1), Schrœder avait émis des craintes au sujet des ruptures possibles du segment inférieur par expression ; il disait avoir vu des lésions du segment inférieur par pressions violentes. Ses idées furent combattues par Loehlein qui montra que le seul danger était de faire les foulées d'expression en dehors de l'axe. Dans l'extraction de la tête dernière par expression et tractions combinées, c'est moins la première que les secondes qui peuvent être l'origine de lésions des parties molles. A. Martin n'a également jamais remarqué de lésions par expression.

---

(1) *Société d'obstét. et de gynécol. de Berlin*, 25 avril 1885, in *Centralbl. f. gynähol.*, 1885, p. 330.

3° **Plaque gangréneuse de l'utérus.** — Sous ce titre, il nous a paru intéressant de rappeler une observation de la thèse de M. Champetier de Ribes. Dans l'observation II (Bassin rachitique. Diamètre P. S. P. $= 95$ millimètres. Accouchement prématuré. Siège, procidence d'un bras. Extraction de la tête par pression abdominale combinée aux tractions. Péritonite. Mort. Autopsie) la malade était atteinte de fièvre avant l'accouchement, avec sensibilité abdominale, un pouls à 120. On l'accouche par des tractions et de l'expression modérées. Elle meurt de péritonite. Au fond de l'utérus, sur la face antérieure et à droite, *au point où les pressions ont été exercées au moment de l'extraction de la tête,* on trouve une plaque gangréneuse.

Il y a ici coïncidence entre l'expression et la production d'une plaque de gangrène. C'est la seule relation qui paraisse exister entre elles. Les pressions modérées ont peut-être créé un point d'appel pour la gangrène, dans un organe prédisposé, mal irrigué, accolé à une séreuse enflammée. Nous ne connaissons pas d'autre cas de métrite gangréneuse en rapport avec l'expression.

Les pressions de l'expression sont trop modérées, trop intermittentes surtout, et s'exercent sur une surface trop large pour qu'elles puissent être à elles seules l'origine d'une gangrène de l'utérus.

B. **Périnée.** — Dans l'expression, le périnée est plus aisé à surveiller et à défendre que dans une application de forceps. Aussi ses lésions sont-elles plus rares et cela d'autant plus que l'expression est faite dans de meilleures conditions. Nous avons dit, en effet, en décrivant son manuel opératoire, qu'elle réussit au maximum quand il y a début d'ampliation du périnée, quand surtout l'ampliation du périnée postérieur est accomplie et qu'il ne reste plus que les fibres antérieures du releveur anal à distendre, du moins chez les primipares.

La résistance du périnée, exagérée, en particulier chez les primipares âgées, est, nous l'avons vu, une contre indication à l'expression. La tête dans ces cas vient buter sur le périnée et ne peut se défléchir. On a essayé de la défléchir artificiellement, en combinant l'expression par la paroi abdominale et l'expression par le périnée postérieur. Cette manière de protéger le périnée dans l'expression a été d'abord indiquée par Ritgen, puis par Fehling ; elle est préférable à la méthode de Fassbender et Olshausen qui pratiquent l'expression par le rectum. Elle a été défendue par presque tous les accoucheurs en Allemagne, par Gessner, Dührssen, Martin, Winter, Veit.

En France, nous l'employons plus rarement. On préfère surveiller le périnée et le défendre sans expression périnéale. Dans les manœuvres d'expression par la paroi abdominale, il est d'ailleurs facile de demander à un aide de protéger le périnée et les mains abdominales peuvent régler la sortie de la tête. Rarement une foulée d'expression trop brusque a pu produire une déchirure complète du périnée, quand celui-ci était protégé.

Les déchirures du périnée surviennent surtout, quand on veut pratiquer l'expression chez les primipares, à tissus très résistants, ou à tissus infiltrés, prédisposés. Dans ces conditions il serait prudent de faire des incisions préalables. « Si la résistance des parties molles devait être un obstacle sérieux, dit Strassmann, une petite incision, sur le bord latéral de la vulve hâterait l'accouchement. » Il ajoute, que s'il est vrai, qu'après une incision, la tête pourrait être facilement extraite par le forceps, il vaut mieux dans ce cas le remplacer par l'expression. On épargnera ainsi davantage les parties incisées.

Dans la statistique de Strassmann, nous trouvons que, sur 16 cas, cinq fois il y a eu déchirure du périnée, toujours chez des primipares.

Obs. I. — I pare, âgée de 35 ans ; présentation du sommet ; déchirure du périnée. Suture : un point au catgut.

Obs. II. — I pare, âgée de 32 ans ; présentation du sommet ; longue durée du travail. Légère déchirure du périnée.

Obs. IV. — I pare, àgée de 26 ans; présentation du sommet. OEdème vulvaire et périnéal. Déchirure du périnée par défaut de surveillance. Suture.

Obs. IX. — I pare, àgée de 21 ans; présentation du sommet. OEdème vulvaire. Légère déchirure du périnée.

Obs. X. — I pare, àgée de 30 ans; présentation du sommet. En travail depuis 4 jours. Rigidité de l'orifice vulvaire; incisions; déchirure.

Dans notre statistique, sur 43 cas, nous notons deux fois seulement une déchirure du périnée due à l'expression.

Obs. 8. — I pare, àgée de 28 ans; présentation du siège. Arrivée de la ville où l'on avait tenté une application de forceps. Enfant mort pendant le travail. Accouchement par expression associée aux lacs. Enfant de 4370 grammes. Déchirure presque complète du périnée. Suture : catgut et crins de Florence.

Obs. 13. — I pare, àgée de 24 ans. Albuminurie. Travail lent. Enfant de 2820 grammes. Légère déchirure du périnée.

C. Délivrance. — On a dit que la méthode d'expression pouvait troubler la période de délivrance, soit en décollant prématurément le placenta, ou au contraire en produisant des contractions partielles et l'enchatonnement, soit en rendant l'utérus inerte et en donnant des hémorragies.

En ce qui concerne l'enchatonnement du placenta, ni Bidder, ni Strassmann dans leurs statistiques n'en font mention : nous-même n'en avons constaté aucun cas. Si donc la contracture totale ou partielle de l'utérus peut faire suite à des pressions violentes, elle est exceptionnelle.

L'expression, ont dit Jaquet et Winter, a une action sur le placenta, elle le comprime et peut le décoller prématurément. Elle peut donc être cause de la mort du fœtus par asphyxie ou d'hémorragie de la délivrance. Nous discuterons plus loin la question de l'asphyxie du fœtus. Pour le décollement prématuré du placenta, il nous suffira d'examiner les statistiques et de connaître l'espace de temps qui a séparé la délivrance naturelle de l'accouchement.

Bidder n'indique pas l'heure de la délivrance dans ses cas d'expression. Strassmann sur 16 cas a vu la délivrance se faire une fois : cinq minutes après l'accouchement; neuf fois : trente minutes et six fois : quinze minutes.

Nous-même, dans notre statistique, nous trouvons que la délivrance a eu lieu après l'accouchement : une fois, 35 minutes — deux fois, 30 minutes — une fois, 25 minutes — six fois, 20 minutes — cinq fois, 15 minutes — dix fois, 10 minutes — cinq fois, 5 minutes — et sept fois dans les deux premières minutes.

Sur ces sept derniers cas, quatre fois il y avait eu des hémorragies pendant la grossesse (albuminurie, placenta prævia), par conséquent des causes prédisposantes à un décollement prématuré, étrangères au mode d'extraction du fœtus.

Ces résultats nous prouvent que l'expression a une action peu marquée sur le placenta. Tout au plus, hâte-t-elle son décollement ; peut-être par les contractions qu'elle renforce.

Enfin trois fois nous avons fait la délivrance artificielle. La première dans un cas d'embryotomie, chez une tuberculeuse, ayant eu auparavant un avortement et un accouchement prématuré (Obs. 3). — La 2°, après un accouchement gémellaire, où nous avions expulsé le second fœtus par expression (Obs. 35). — La 3° enfin, après un accouchement forcé, version et expression, quarante minutes après l'accouchement (Obs. 43). Ces trois cas ne sont donc pas en relation directe avec les manœuvres d'expression. Nous devons cependant examiner si celles-ci n'en ont pas été indirectement la cause, en provoquant des hémorragies qui ont nécessité l'intervention.

Nos observations nous autorisent à affirmer que l'expression, faites dans les limites que nous avons indiquées au cours de ce travail, n'est pas fontion d'hémorragie. Toutes les fois qu'il y aura hémorragie, c'est qu'il existera une cause secondaire ou que les foulées d'expression auront été faites en dehors des indications. C'est ainsi, et nous y insistons à nouveau en nous en excusant, qu'il est essentiel à notre avis, de s'abstenir, quand il y a inertie utérine absolue. Pour autoriser l'expression du fœtus, il est indispensable qu'il existe des contractions. Trop faibles à elles seules pour faire franchir au fœtus les obstacles divers de l'expulsion, elles trouvent un aide précieux dans l'expression. Dans ces conditions, d'inertie utérine relative, l'hémorragie de la délivrance est l'exception. Les manœuvres d'expression durcissent le muscle utérin et préviennent mieux l'hémorragie que ne le peuvent faire celles d'extraction.

Dans sa statistique, Bidder, sur 81 cas d'expression, cite 8 cas d'hémorragie du post-partum. Strassmann, sur 16 cas, en trouve 3.

Le premier chez une I pare âgée, *sans contractions utérines* qu'on délivra par expression, une demi-heure après l'accouchement (Obs. I.)

Le second chez une II pare en travail depuis 30 heures; *sans contractions depuis 2 heures. Elle fut délivrée 5 minutes après l'accouchement :* hémorragie abondante (Obs. III.)

Le troisième chez une I pare, malgré des contractions assez régulières, et qui fut délivrée un quart d'heure après l'accouchement par expression. Suites de couches fébriles (Obs. XII.)

Sur 43 cas d'expression, nous avons observé cinq fois des hémorragies du post-partum: trois fois légères; deux fois assez abondantes.

Des trois premiers cas, deux (Obs. 3 et 35) furent terminés, comme nous l'avons dit, par une délivrance artificielle, l'une chez une tuberculeuse, après embryotomie; l'autre après accouchement gémellaire. Le troisième (Obs. 60) concernait une cardiaque, dyspnéique, délivrée naturellement 15 minutes après l'accouchement.

Les deux derniers étaient l'un (Obs. 36) celui d'une gémellaire accouchée par expression d'un second fœtus de 3 650 grammes et délivrée naturellement 20 minutes après l'accouchement: l'autre, celui déjà mentionné plus haut (Obs. 43) où l'on dut faire la délivrance artificielle 40 minutes après l'accouchement par version et expression.

En résumé, d'après les statistiques, l'expression du fœtus, faite avec les indications que nous avons données, n'a aucune action particulière sur la délivrance. Elle ne décolle pas prématurément le placenta ; elle n'est suivie, ni d'inertie utérine, ni d'hémorragie.

D. **Suites de couches.** — Elles ont toujours été normales dans tous nos cas d'expression. L'utérus s'est bien rétracté. Il n'y a eu aucune hémorragie secondaire. Les femmes ne se plaignaient pas de tranchées plus violentes que dans les accouchements spontanés.

Dans un seul cas (Obs. 24) chez une femme à bassin rétréci, avec procidences d'un bras et du cordon, que nous avons accouché rapidement par expression, il y eut pendant les suites de couches des complications qu'on aurait pu attribuer aux foulées d'expression. Trente-six heures après l'accouchement, cette femme se plaignait de douleurs vives dans l'abdomen ; elle vomit. La sensibilité de l'abdomen était générale. Au palper nous trouvons des masses irrégulières dans la fosse iliaque gauche. Sachant que la malade était alcoolique et qu'elle n'avait pas été à la selle depuis la veille du jour de l'accouchement, on ordonna de grandes irrigations rectales et le régime lacté. Ces symptômes d'obstruction intestinale passagers disparurent au bout de 24 heures.

E. **Fœtus.** — Une des critiques les plus graves adressées à la méthode d'expression est de produire l'asphyxie et la mort du fœtus par hémorragie des centres nerveux.

Avant de la discuter cliniquement et expérimentalement nous avons cru intéressant d'examiner un point particulier de l'accouchement du fœtus par expression.

Expression dans l'accouchement des épaules. — On sait combien est rendue difficile quelquefois l'extraction des épaules par les tractions. Dans nos observations nous n'avons jamais rencontré de dystocie due aux épaules. Nous avons fait à ce sujet quelques recherches pour savoir si la méthode d'expression favorise l'expulsion des épaules ou si nous avions eu seulement une série de cas particulièrement heureux.

Deux causes principales de dystocie des épaules ont été indiquées, en particulier par Jacquemier, dans son mémoire (1). Ce sont l'excès de volume des épaules et l'inertie utérine.

L'inertie utérine est, nous l'avons dit, et dans quelle mesure, justiciable de l'expression; il suffit qu'elle ne soit pas absolue. En est-il de même de l'excès de volume des épaules, cause de dystocie déjà décrite par Levret. « C'est bien par la prédominance du volume de la poitrine sur la capacité du bassin, dit Jacquemier, que les fœtus trop développés sont retenus par les épaules au détroit supérieur ou dans la partie du canal pelvien où ses parois commencent à converger en dedans. » Pouvons-nous réduire ce volume des épaules, autrement que par l'abaissement des bras, comme l'indique Jacquemier.

Les épaules rattachées par les parties molles au cône thoracique peuvent glisser dans le sens vertical (Bailly) (2). Elles peuvent donc prendre pendant la période d'expulsion, la situation la plus favorable pour leur sortie. Or, pendant l'expulsion naturelle du tronc, les épaules sont relevées de chaque côté du cou. A priori il était permis d'en conclure qu'elles avaient atteint ainsi leur degré d'amoindrissement minimum.

Nous avons cherché à établir ce point par des mensurations, puis nous avons examiné laquelle des méthodes de traction ou d'expression, se rapprochait davantage de l'expulsion naturelle. En un mot, sachant le mécanisme de la réduction du diamètre

---

(1) JACQUEMIER. Du volume de la poitrine et des épaules du fœtus considéré comme cause de dystocie dans les présentations de l'extrémité céphalique. Mémoire à l'*Acad. de médecine*. Voir *Gazette hebdom. de méd. et de chir.*, 1860, p. 644. 661 et 692.

(2) BAILLY. — Deux cas de dystocie par excès de volume du thorax et des épaules. *Gazette des hôpitaux*, 1860, p. 530. Voir aussi DESMONTILS. *Thèse*, Bordeaux, 1887.

bisacromial, l'expression pouvait-elle le respecter, le reproduire ou même l'accentuer.

« La réduction du bisacromial dépend, dit M. Bonnaire(1), de deux éléments : 1° du tassement des parties molles ; 2° de la mobilisation des clavicules. La mobilisation des clavicules n'a d'autre effet que de diminuer l'étendue des épaules en travers ; mais elle n'influe en rien sur le volume total de la partie supérieure du thorax. Seul le tassement concentrique des parties molles détermine une réduction absolue de volume. » Ce tassement concentrique des parties molles dans l'expulsion naturelle, les épaules relevées de chaque côté du cou du fœtus était-il maximum ? Comment agissaient l'expression et la traction ?

L'expression artificielle imite l'expulsion naturelle, c'est-à-dire que les épaules y sont également tassées de chaque côté du cou. Les tractions sur la tête, au contraire, abaissent les moignons des épaules et les portent en avant.

Nous avons fait des mensurations sur sept enfants nouveau-nés, de suite après l'accouchement; ces enfants avaient par conséquent respiré; et sur sept enfants morts(les trois dernières expériences sont déjà publiées dans le travail de M. Bonnaire.)

Enfants vivants :

EXPÉRIENCE I (Obs. 291). — Enfant du sexe féminin. Poids: 3750 grammes. Diamètre: Bi. P. = 10,5. Les mensurations sont prises au niveau de la partie supérieure du thorax, suivant le périmètre des deux épaules, juste au-dessus des acromions : les premières à l'aide du céphalomètre de Budin ; les secondes à l'aide du centimètre.

Diamètre: Bi. acromial au repos = 11,8, élevé = 10,6, abaissé = 12,5. Circonférence des épaules au repos = 38, élevée = 35,8, abaissée = 39, élevée et tassée = 31, abaissée et tassée = 36.

EXP. II (Obs. 287). — Enfant du sexe masculin. Poids: 5120 grammes. Diamètre Bi. P. = 9,5. Diamètre Bi. A. au repos = 13,2, élevé = 12,1,

---

(1) BONNAIRE. De la réduction du volume des épaules dans l'accouchement dystocique. *Presse médicale*, 1900, p. 125.

abaissé = 14,3. Circonférence des épaules au repos = 42, élevée = 40,5, abaissée = 45, élevée et tassée = 37, abaissée et tassée = 40.

Exp. III (Obs. 284). — Enfant du sexe masculin. Poids : 3 550 grammes. Diamètre Bi. P. = 9,5, diamètre Bi. A. au repos = 10,5, élevé = 9,6, abaissé = 11,6. Circonférence des épaules au repos = 32, élevée = 31, abaissée = 35,5, élevée et tassée = 29, abaissée et tassée = 33.

Exp. IV (Obs. 283). — Enfant du sexe féminin. Poids : 3 350 grammes. Diamètre Bi. P. = 9,10, diamètre Bi. A. au repos = 5, élevé = 10,2, abaissé = 12. Circonférence des épaules au repos = 35, élevée = 33,5, abaissée = 37, élevée et tassée = 31,5, abaissée et tassée = 32.

Exp. V (Obs. 282). — Enfant du sexe féminin. Poids : 2 930 grammes. Diamètre Bi. P. = 9, diamètre Bi. A. au repos = 10, élevé = 9, 8, abaissé = 10,5. Circonférence des épaules au repos = 31, élevée = 30, abaissée = 33, élevée et tassée = 28,8, abaissée et tassée = 30.

Exp. VI (Obs. 286). — Enfant du sexe masculin. Poids ; 3 650 grammes. Diamètre Bi. P. = 9,1, diamètre Bi. A. au repos = 12,8, élevé = 11, abaissé = 11,5. Circonférence des épaules au repos = 37, élevée = 34, abaissée = 37,2, élevée et tassée = 33, abaissée et tassée = 33,5.

Exp. VII (Obs. 94) (incomplète). — Enfant du sexe masculin. Poids : 2 970 grammes. Diamètre Bi. P. = 9,5, diamètre Bi. A. au repos = 12,5. Circonférence des épaules au repos = 32, élevée et tassée = 26, abaissée et tassée = 27.

Enfants morts :

Exp. I (Obs. 252). — Enfant du sexe masculin. Poids : 1 880 grammes. Diamètre Bi. P. = 7,5, diamètre Bi. A. au repos = 9,8, élevé = 9, abaissé = 10,2. Circonférence des épaules au repos = 26, élevée = 26,5, abaissée = 29, élevée et tassée = 24, abaissée et tassée = 24,5.

Exp. II (Obs. 161). — Enfant du sexe féminin. Poids : 1 800 grammes. Diamètre Bi. P = 8, diamètre Bi. A. au repos = 10, élevé = 9,5, abaissé = 10. Circonférence des épaules au repos = 28, élevée = 28, abaissée = 29, élevée et tassée = 26.

Exp. III (Obs. 107). — Enfant du sexe masculin. Poids : 1 700 grammes. Diamètre Bi. P. = 6,5. Diamètre Bi. A. au repos = 8,8, élevé = 8, abaissé = 9. Circonférence des épaules au repos = 25,5, élevée = 23, abaissée = 26,6, élevée et tassée = 23, abaissée et tassée = 26.

Exp. IV (Obs. 136). — Enfant du sexe masculin. Poids : 2 500 grammes. Diamètre Bi. P. = 9. Diamètre Bi. A. au repos = 11,5, élevé = 9, abaissé = 11. Circonférence des épaules au repos = 29, élevée = 26, abaissée = 32, élevée et tassée = 24,5, abaissée et tassée = 25.

Exp. V (Obs. 108). — Enfant extrait par basiotripsie. Poids (écervelé) 2 980 grammes. Diamètre Bi. A. au repos = 14,5. Circonférence des épaules au repos = 36, élevée et tassée = 30, abaissée et tassée = 31.

Exp. VI (Obs. 153). — Fœtus extrait par cranioclasie, pesant, partiellement écervelé, 2 800 grammes. Diamètre Bi. A. au repos = 11,5, élevé = 9, abaissé = 9,7. Circonférence des épaules au repos = 33, élevée et tassée = 29, abaissée et tassée = 27.

Exp. VII (Obs. 186). — Fœtus mort-né. Poids : 2 770 grammes. Diamètre Bi. A. au repos = 12,3, élevé = 9,5, abaissé = 11,3. Circonférence des épaules au repos = 33, élevée = 29, abaissée = 33, élevée et tassée = 26, abaissée et tassée = 28.

De ces expériences il nous est permis de tirer quelques conclusions. Il était particulièrement intéressant de comparer entre elles les mensurations de la circonférence des épaules, prises, au repos, dans la position naturelle, puis relevées et tassées sur les côtés du cou (attitude du pelotonnement dans l'expulsion naturelle et dans l'expression artificielle), enfin abaissées et tassées sur le thorax (attitude dans le dégagement du tronc par tractions exercées sur la tête et le cou). Or nos mensurations nous prouvent que le tassement des épaules est le plus petit quand celles-ci sont relevées de chaque côté du cou. Dans ce cas il est inférieur à la circonférence des épaules à l'état du repos ou abaissées et tassées sur le thorax. C'est donc l'expulsion naturelle et avec elle l'expression artificielle, qui produisent la réduction la plus grande du massif des épaules. Les différences sont d'ailleurs plus sensibles chez les fœtus qui ont vécu que chez ceux morts pendant la grossesse ou le travail.

C'est là une preuve expérimentale de ce qu'avançait Jacquemier « les tractions sur la tête sont un mauvais moyen, car les épaules s'abaissent sur une partie de la poitrine plus évasée que celle où elles étaient d'abord, et le diamètre bisacromial s'accroît d'autant. Ces efforts n'auront d'autre résultat que de relever davantage les épaules vers la base du cône, et de serrer le nœud de la difficulté. »

Pour relâcher ce nœud, il faudrait abaisser les épaules vers le sommet du thorax, vers la base du cou. C'est ce que fait la manœuvre de Jacquemier. Or nous voyons que l'expression ramenant le massif scapulaire sur les côtés du cou, diminue au maximum sa circonférence ; il est donc logique d'essayer tout d'abord l'expression. Souvent elle suffira à expulser les épaules surtout si on l'associe à la position de la taille périnéale. Même si elle échoue elle aura toujours pu servir à abaisser l'aisselle et à faciliter la manœuvre de Jacquemier.

Ainsi et en gradation, nous pourrons aller de l'expression à la manœuvre de Jacquemier et de celle-ci à la manœuvre conseillée par Mauriceau et de La Motte par traction sur les bras dégagés, pour aboutir enfin à la cleidotomie.

. Un autre mode d'emploi de l'expression dans l'accouchement des épaules est sa combinaison avec le mouvement de torsion, imprimée aux épaules que préconise M. Bonnaire (1). C'est l'expression en tourne-vis. Ce mouvement de pelotonnement suffit souvent à permettre le dégagement du tronc. Ici encore l'expression ne fait qu'imiter les phénomènes physiologiques : elle reproduit l'amoindrissement des épaules par pelotonnement avant leur engagement dans le bassin.

Ce mode d'expression est cependant à rejeter quand les tissus de la mère sont trop flasques, mal dilatés et peuvent être entraînés dans la torsion. C'est ainsi qu'une déchirure du col peut se trouver facilement augmentée. Dans un cas de placenta prævia, après dilatation artificielle du col, il se produisit une légère déchirure. Elle fut complétée jusqu'au segment inférieur par le mouvement de torsion imprimé aux épaules, en combinaison avec l'expression. Ajoutons toutefois que la cicatrisation se fit rapidement.

Outre cette contre-indication, il nous paraît encore dangereux d'employer ce mode d'expression dans le cas d'insertion vicieuse

---

(1) Voir *Presse médicale*, article cité, p. 126.

du placenta ; celui-ci peut être pour ainsi dire raboté par les épaules, se décoller en partie et être le point de départ d'une hémorragie grave.

Expression, mort apparente et mort du fœtus. — On a prétendu que l'expression pouvait produire la mort apparente et la mort du fœtus, et cela par deux mécanismes : par asphyxie ou par hémorragies cérébro-spinales.

« Quand il existe, dit Bidder, des obstacles mécaniques qu'on ne peut vaincre par la pression d'en haut et que l'on continue malgré cela l'expression, on peut comprimer le placenta entre la main et le fœtus, et produire à la suite l'asphyxie ou la mort du fœtus ».

Jaquet signale également le danger de l'asphyxie du fœtus par compression du placenta. Il conseille d'appliquer le forceps dès que l'auscultation, pratiquée fréquemment avec l'expression, révèle des signes d'asphyxie menaçante.

Gessner a vu échouer une fois l'expression, la tête se trouvant sur le périnée ; on dut terminer l'accouchement par une application de forceps, mais l'enfant était, dit-il, mort pendant l'expression.

Dans la statistique de Strassmann, sur 16 observations aucun cas de mort du fœtus. Trois enfants sont nés étonnés ; trois en état d'asphyxie assez prononcé. L'un (Obs. VIII, circulaire serré autour du cou) a crié au bout d'un quart d'heure : le second (Obs. XIII) fut également vite ranimé ; enfin le troisième ne cria qu'au bout de six heures.

Dans la statistique de Bidder sur 81 cas d'expression, il y eut 68 enfants vivants. Des enfants morts, quatre étaient très asphyxiés et ne purent être ranimés ; trois sont morts après la naissance. Deux seulement sont morts, d'après Bidder, du fait de l'expression. Les autres étaient nés prématurément.

Dans notre statistique personnelle, sur 43 cas d'expression faite dans les conditions les plus variées, nous trouvons quatre enfants qui n'ont pas crié immédiatement après la naissance.

1. (Obs. 7). — Venu à terme, par le siège était né étonné.

2. (Obs. 10). — Venu à terme par le siège ; traction et expression. Difficultés pour les bras. Garçon de 3850 grammes né en état de mort apparente ; ranimé au bout de 10 minutes.

3. (Obs. 26). — Né à 7 mois et demi ; accouchement par le siège. Procidence du cordon et hydramnios. Poids : 2070 grammes. Né en état de mort apparente. Ranimé au bout de 15 minutes.

4. (Obs. 15). — Venu à terme par le siège ; circulaire du cordon serré. Poids : 3230 grammes. Né en état de mort apparente. Ranimé.

Nous allons examiner maintenant combien parmi les morts de fœtus peuvent être attribués aux manœuvres d'expression.

Coïncidant avec des manœuvres d'expression, nous avons, sur 43 faits, sept morts de fœtus, qui se répartissent de la façon suivante :

1° Observation 44. — L'enfant du poids de 3150 grammes était né syphilitique, mort et macéré.

2° Observation 55. — Femme éclamptique, enfant mort pendant le travail. Poids : 2780 grammes.

3° Observation 57. — Femme en incubation d'érysipèle. T. 39°,5. Envoyée à l'hôpital de la porte d'Aubervilliers après l'accouchement. L'enfant du poids de 2600 grammes meurt au bout de vingt heures.

4° Observation 6. — Enfant prématuré du poids de 1800 grammes, né par le siège. Mis en couveuse, mort après 48 heures.

5° Observation 28. — Enfant prématuré du poids de 1750 grammes. Hémorragies pendant la grossesse. Procidence du cordon. Version. Expression. Mort au bout de sept heures.

Autopsie. — Hémorragie cérébrale, pas d'hémorragie médullaire.

6° Observation 46. — Enfant du poids de 3050 grammes, né à terme dans un bassin généralement rétréci et aplati. Travail de 40 heures. Insufflé pendant trois heures, non ranimé.

Autopsie. — Enfoncement sans fracture du crâne. Pas d'hémorragie cérébro-spinale. A peine une hyperémie légère au niveau des méninges.

7° OBSERVATION 33. — Deuxième jumeau du poids de 2130 grammes expulsé par expression ; procidence des quatre membres. Meurt le 10e jour (convulsions, cyanose, contracture).

Autopsie. — Hémorragie cérébrale surtout marquée dans la zone sylvienne droite. Hémorragie profuse dans le canal rachidien

De ces observations la 6° et la 7° seules pourraient être en rapport avec les manœuvres d'expression. Dans la 6° le travail avait été long, l'enfant avait souffert pendant le travail, il existait un bassin généralement rétréci et aplati (diamètre P. S. P $= 9, 7$). Les foulées d'expression avaient été très modérées pour l'engagement et le dégagement de la tête. L'enfant présentait des enfoncements des pariétaux. Il n'a pas été ranimé. Aucune lésion des centres nerveux.

Dans la 7°, un deuxième jumeau avait été exprimé en présentation du siège. Il ne pèse que 2 130 grammes, il est mis en couveuse, sans avoir eu besoin d'être ranimé. Le 10° jour il est pris de convulsions avec contracture et cyanose, et meurt. A l'autopsie nous trouvons une hémorragie cérébro-spinale.

Mais ces faits d'accouchement avec enfants nés en état de mort apparente, ou mourant après l'accouchement sont-ils le résultat de l'expression? Pour l'asphyxie du fœtus, il est difficile, comme nous l'avons déjà dit, d'en trouver la cause dans les manœuvres de l'expression. Comme nous l'avons montré, la délivrance est rarement troublée après l'expression. Il n'est pas déraisonnable de l'attribuer plutôt à l'effet de l'expulsion brusque, le fœtus passant sans transition suffisamment lente de la pression du sac utérin à celle de l'air extérieur. Ainsi peuvent s'expliquer d'ailleurs, ces faits de mort apparente du fœtus extrait par l'opération césarienne si souvent observés (40 pour 100 dans l'opération de Porro, d'après R. Braun). Nous avons pu nous-même voir cet état d'apnée dans un cas opéré par notre maître, M. Bonnaire, à la maternité de Lariboisière.

L'expression peut-elle être l'origine d'hémorragies cérébro-spinales ou de compression simple des centres nerveux chez le fœtus?

Dans nos observations nous trouvons deux faits d'hémorragie des centres nerveux chez des enfants expulsés par expression. Dans l'observation 28 il s'agit d'un prématuré de 1 750 grammes, qui meurt sept heures après la naissance. Dans l'observation 33 un deuxième jumeau meurt le 10ᵉ jour après la naissance, avec des convulsions et de la contracture. Il pesait 2 130 grammes.

Nous est-il permis de dire que ce sont les manœuvres d'expression qui sont l'origine de ces hémorragies cérébro-spinales ? Nous croyons qu'à ce sujet il faut faire seulement des réserves. L'hémorragie des centres nerveux chez le nouveau-né, chez le prématuré surtout n'est pas exceptionnelle.

Dans un travail très intéressant sur la question, Schäffer (1) nous documente sur la valeur de ces hémorragies. Sur cent autopsies de nouveau-nés, elles existeraient 12 fois. Chez les enfants ayant vécu jusqu'au 10ᵉ jour il y aurait 1 H. rachidienne et 2 H. cérébrales sur 10 autopsies.

Sur 17 observations d'hémorragies qu'il rapporte on trouve 41 pour 100 d'accouchements dystociques où l'opération seule fut la cause de l'hémorragie.

Cinq enfants étaient à terme ; deux en présentation du sommet furent extraits par le forceps ; deux en présentation du siège, par tractions. Deux enfants étaient prématurés, ils furent extraits par le siège. Ils moururent, les uns pendant l'accouchement, les autres après quelques heures ou quelques jours de survie.

On trouve 24 pour 100 d'autres lésions obstétricales. Lésions cérébrales chez deux enfants à terme : déchirure directe des vaisseaux cérébraux chez un prématuré ; troubles circulatoires chez un autre, venu par le siège.

En résumé 64 pour 100 de morts par lésions datant de l'accouchement. Les hémorragies sont particulièrement fréquentes chez les prématurés : pour Schäffer, 35 pour 100 des hémorragies se produiraient chez eux à la suite de l'accouchement. Les causes en sont surtout la friabilité des vaisseaux, leur déchirure

---

(1) Schäffer. Ueber Blutergüsse in den Wirbelkanal bei Neugeborenen und deren Ursachen. *Arch. für gynäkol.*, Bd. 53, p. 279.

par lésions directes ou par suite des changements de pression.

Les manœuvres d'extraction sont une des causes principales des hémorragies cérébro-spinales, d'après Schäffer. Aussi préfère-t-il la méthode d'expression et il recommande l'emploi de la mœuvre de Martin-Wigand-Winckel, surtout chez les prématurés.

Les hémorragies cérébro-spinales paraissent donc fréquentes, en dehors de l'expression du fœtus. Si elle en produit, elles sont proportionnellement plus rares que par la méthode de traction.

Certaines statistiques (Hoffmann) nous enseignent qu'il y a 10 pour 100 d'hémorragies médullaires et 20 pour 100 d'hémorragies crâniennes chez le nouveau-né ; dans la présentation du siège la proportion serait même de 40 pour 100. Ces chiffres, quel que soit le mode d'accouchement, spontané ou dystocique, et dans ce cas, quel que soit le mode d'intervention, nous paraissent exagérés. A la maternité de Lariboisière sur un grand nombre d'autopsies, nous avons observé les hémorragies bien plus rarement. Après la mort, nous mettions l'enfant couché sur le ventre : il est donc possible que le décubitus sur le dos puisse provoquer après la mort une hypostase cadavérique. Cette cause d'erreur, donnée par M. Bonnaire, n'a pas encore été signalée.

Si la possibilité des hémorragies cérébro-spinales existe chez le nouveau-né à la suite des manœuvres d'expression, celles-ci peuvent-elles également comprimer le système nerveux par les inclinaisons qu'elles impriment au fœtus?

Par les expériences de Tarnier, nous savons, que si la torsion de la colonne vertébrale est inoffensive pour le fœtus, l'excès de flexion augmente la pression sanguine et produit des hémorragies.

Reprenant ces expériences, notre collègue Chalochet (1)

---

(1) In *Thèse* Cestan sur le syndrome de Little, p. 17.

a constaté que si l'enfant était incurvé comme dans la version, la tête fléchie au maximum, les pieds ramenés devant elle, la colonne vertébrale était allongée de 2 à 3 centimètres et on trouvait, entre la paroi du canal rachidien et la dure-mère un épanchement sanguin à localisation maxima dans la partie cervicale.

Il était donc important de savoir si par l'expression, dans les présentations du sommet, l'inclinaison forcée de la tête pouvait donner des résultats identiques et produire en particulier des compressions médullaires.

Deux espèces de preuves vont nous permettre d'expliquer que les manœuvres d'expression n'ont sur la colonne vertébrale aucune action dangereuse pour la vie du fœtus.

Une preuve indirecte nous démontre d'abord que dans les manœuvres d'expression l'inclinaison latérale de la tête est limitée. On sait que, quelques auteurs, et récemment encore M. Fieux (1), ont prétendu qu'une cause fréquente des paralysies obstétricales du membre supérieur résidait dans l'élongation des racines du plexus brachial, grâce à des tractions faites sur le cou avec inclinaison latérale de la tête. Pour Schömacker (2), c'est l'inclinaison latérale de la tête sur l'épaule, qui agit plus efficacement pour tirailler les filets du plexus que les tractions sur la tête. La tension des racines nerveuses se fait sentir déjà, quand l'axe de la tête fait avec l'axe du corps un angle de 30°.

Bien que nous sachions que cette théorie de pathogénie est discutable et en tous cas n'est pas exclusive, l'inclinaison donnée à la tête par l'expression n'a jamais été suffisante pour produire la paralysie. Schömacker lui-même indique l'expression de préférence à la traction pour éviter les paralysies du membre supérieur.

---

(1) Fieux. *Annales de gynécologie.* 1897, p. 52.
(2) Schömacker. *Zeitschrift für Geburtsh. gynäkol.*, 1899, vol. XLI, p. 33.

Nous avons cherché dans l'expérimentation la preuve directe que l'expression, par l'inclinaison latérale qu'elle imprimait à la tête, ne pouvait produire la compression des centres nerveux.

Sur le conseil de M. Bonnaire, nous avons fait des expériences sur des cadavres de fœtus congelés. Nous avons mis ces fœtus dans la position la plus défavorable, rarement atteinte dans l'expression, c'est-à-dire la tête en inclinaison latérale forcée (présentation pariétale dans les bassins viciés).

La tête ainsi placée et maintenue solidement dans sa position par des liens passant par le vertex et s'enroulant autour du corps, le fœtus était mis dans un mélange réfrigérant de glace et de sel marin jusqu'à congélation complète.

Expérience I. — Fœtus du sexe féminin mort douze heures après la naissance de faiblesse congénitale. Poids: 1960 grammes.

Placé dans le mélange réfrigérant, la tête mise en latéro-inclinaison gauche. Pendant que nous fixons la tête, un aide maintient le corps du fœtus de façon à éviter les courbures anormales.

Congélation. Après avoir divisé la boîte crânienne par une coupe parallèle à la base, nous faisons une coupe du rachis suivant un plan parallèle aux corps des vertèbres. Elle enlève l'arc vertébral postérieur et met à nu la moelle en rapport avec le corps de la vertèbre.

Une deuxième coupe est faite selon le plan médian du fœtus, qu'il divise en deux parties symétriques en passant par le milieu du corps des vertèbres.

Ces coupes nous montrent la courbure de la colonne vertébrale, courbure qui s'étend jusqu'au niveau de la 4e V. lombaire, presque au niveau de la crête iliaque. Elle comprend donc toute la colonne vertébrale, sauf les parties sacrée et coccygienne. Elle est à concavité dirigée du côté de l'inclinaison de la tête, c'est-à-dire à gauche. Au niveau de la dernière V. cervicale et de la première V. dorsale, nous notons un angle mousse, arrondi, qui n'altère, ni ne comprime la moelle à ce niveau. Les muscles de la partie droite, en extension, s'opposent à la coudure à angle aigu. La moelle est régulière et flexible sur tout son trajet. La courbure de la colonne vertébrale est celle de la scoliose commune. Il existe sur nos coupes un mouvement de torsion de la colonne vertébrale, tel, que les apophyses épineuses et avec elles le canal rachidien regardent à droite, vers le côté en extension. Ce mouvement de torsion, peu accentué dans la région cervicale, l'est surtout dans la région dorsale et diminue vers le sacrum.

Exp. II. — Fœtus mort pendant le travail (placenta prævia). Poids : 2 850 grammes.

Tête en inclinaison latérale forcée à gauche.

Congélation. Coupe selon le diamètre bi-acromial dans le sens de la longueur. La courbure de la colonne vertébrale s'étend jusqu'à la dernière dorsale, un peu moins bas que dans l'expérience I. Peut-être est-ce parce que nous avons un fœtus plus près du terme. Il existe également un angle mousse au niveau de la région cervico-dorsale. Mouvement de torsion vers la partie en extension. Une coupe sagittale montre la moelle libre et régulière sur tout son trajet.

Exp. III. — Fœtus du poids de 2 310 grammes. Mort quinze jours après la naissance avec une parotidite double.

Tête en inclinaison latérale forcée droite.

Congélation. Courbure non anguleuse de la colonne vertébrale ; s'étend jusqu'à la région lombo-sacrée. Elle est continue et régulière sur toute son étendue. La torsion de la colonne vertébrale vers le côté en extension existe également dans ce cas.

En résumé, on peut dire, que dans la latéro-inclinaison forcée de la tête (attitude maxima de l'expression dans les bassins rétrécis, rarement atteinte), la moelle a toujours été parfaitement régulière et flexible ; le canal vertébral très régulier dans sa courbure. Cette courbure ne se fait jamais à angle aigu, même quand l'inclinaison latérale de la tête est portée au point de mettre l'oreille en contact avec l'acromion.

Comme dans la rotation excessive de la tête, il se fait une répartition de l'inflexion vertébrale qui ne se localise point au cou, mais se propage jusqu'à la région lombaire. Du reste, il n'y a point d'inflexion sans rotation des vertèbres. Il s'est donc produit dans nos expérimentations cadavériques cette même association d'inflexion latérale et de torsion des vertèbres que la nature produit d'elle-même dans les cas de scoliose.

CONCLUSIONS

De même que l'expression, à titre d'adjuvant dans la délivrance, a rendu moins fréquentes les interventions intra-utérines, de même l'expression du fœtus peut éviter souvent l'introduction de la main ou des instruments dans les organes génitaux. Elle ne fait disparaître aucune autre des opérations obstétricales, mais elle trouve place à côté d'elles ; elle peut les aider et suppléer certaines d'entre elles.

Son caractère essentiel est d'être une intervention physiologique, d'imiter la nature. L'intensité et la force mises en œuvre dans l'expression du fœtus, sont sous le contrôle direct de l'accoucheur qui peut en graduer les effets.

Appliquée au moment opportun, c'est-à-dire dans le temps de l'expulsion du fœtus, non seulement l'expression n'est pas douloureuse, mais elle semble soulager la parturiente, qu'il s'agisse de l'expression effectuée par la pression des mains ou par celle des membres pelviens relevés sur l'abdomen (expression indirecte par la position de la taille périnéale).

L'expression fœtale se fait dans le temps d'élection en période d'expulsion ; on peut y recourir en dehors de cette période, soit dans le but d'apprécier les rapports d'une tête fœtale avec les parois d'un bassin (engagement artificiel de Schatz-Müller), soit pour engager la tête première (méthode de Hofmeier), soit enfin dans la première phase du travail, dans le but d'aider à la dilatation en se servant de la présentation fœtale comme d'un ballon.

L'expression est globale ou partielle. Globale, elle s'adresse au fœtus dans sa totalité, dans les présentations de la tête ou du siège. Partielle, elle s'applique à la tête dernière après une extraction par le siège ou après embryotomie.

Combinée à d'autres modes opératoires, ce sera l'expression de renfort. Elle est le complément des méthodes de tractions manuelles dans la présentation du siège ou après la version, de tractions instrumentales par les crochets, les lacs, le basiotribe et surtout le forceps.

L'expression imite, renforce les phénomènes physiologiques, mais ne les remplace pas. Elle réussira donc au maximum quand le col est dilaté complètement, les parties molles peu résistantes. Dans ces conditions, elle a son indication en cas de souffrance de l'enfant ou d'état grave de la mère.

S'il y a inertie utérine absolue ou au contraire tétanisme, impossibilité de saisir l'utérus, si le col est rétracté, les parties molles de la mère résistantes ou le bassin trop rétréci, il faut renoncer à l'emploi de l'expression.

Après expression du fœtus, on n'observe ni inertie, ni rupture de l'utérus. Les déchirures du périnée ne sont pas plus fréquentes que dans l'accouchement spontané et le sont moins qu'après une application de forceps. Le périnée est aisé à surveiller et à défendre.

La délivrance n'est pas hâtée par l'expression ; celle-ci ne provoque pas le décollement prématuré du placenta. S'il y a hémorragie, il faut en rechercher la cause en dehors d'elle.

La compression médiate, incomplète et intermittente du placenta n'entraîne aucune souffrance du fœtus. L'issue du fœtus rétropulsé se fait suivant les lois de la progression mécanique inhérentes à chaque variété de présentation et position dans l'accouchement spontané. C'est surtout l'accouchement du tronc et des épaules qui se trouve favorisé par l'expression.

Sauf conditions exceptionnelles, l'expression n'expose pas le fœtus à des traumatismes pouvant compromettre son existence. Elle ne provoque pas son asphyxie. Nos expériences cadavériques nous ont démontré qu'elle ne comprime pas les centres nerveux cérébro-spinaux. Il convient seulement de faire des réserves au sujet de la production possible d'hémorragies méningées ou médullaires, si fréquentes, on le sait, même dans les accouchements spontanés, surtout chez les prématurés.

En peu de mots, l'expression constitue une intervention obstétricale inoffensive pour la mère et le fœtus. Elle est simple, aseptique. En cas d'insuccès, elle ne rend jamais impraticables les autres modes d'intervention qui peuvent devenir nécessaires pour la terminaison de l'accouchement.

TABLE DES MATIÈRES

CHARTRES. — IMPRIMERIE DURAND, RUE FULBERT

9 782019 277017